Harald M. Lipman
Joe Rosenthal
Tamar Koch Richard Meakin

Cardiologia Preventiva: Como podemos reduzir o risco de DCV?

Harald M. Lipman
Joe Rosenthal
Tamar Koch Richard Meakin

Cardiologia Preventiva: Como podemos reduzir o risco de DCV?

Reduzir o risco de doenças cardiovasculares

ScienciaScripts

Imprint

Cover image: www.ingimage.com

This book is a translation from the original published under ISBN 978-3-659-79797-2.

Publisher:
Sciencia Scripts
is a trademark of
Dodo Books Indian Ocean Ltd. and OmniScriptum S.R.L publishing group

120 High Road, East Finchley, London, N2 9ED, United Kingdom
Str. Armeneasca 28/1, office 1, Chisinau MD-2012, Republic of Moldova, Europe
Printed at: see last page
ISBN: 978-620-8-35917-1

Cardiologia preventiva: como podemos reduzir o risco?

Editor
Dr. Harald M Lipman
Diretor Executivo dos Cuidados de Saúde Cardíacos Internacionais e do Fator de Risco Modificação (ICHARM)
anteriormente consultor médico sénior do Ministério dos Negócios Estrangeiros e da Commonwealth
Capítulos [1,2,4,12,19,App A&D]
Autores
Dr. Joe Rosenthal
Professor Sénior
Departamento de Cuidados Primários e Saúde da População
Capítulos da Faculdade de Medicina da UCL [4,5,7,17,18]
Dr. Richard Meakin
Professor clínico sénior
Departamento de Cuidados Primários e Saúde da População
Capítulos da Faculdade de Medicina da UCL [6,13,14,15,16]
Dra. Tamar Koch
Associado sénior de investigação clínica
Departamento de Cuidados Primários e Saúde da População
Capítulos da Faculdade de Medicina da UCL [8,9,10,11,App B&C]

Este manual baseia-se num curso de formação concebido e ministrado por
ICHARM na República de Bashkortostan Rússia
Edição revista em novembro de 2016

Este manual de ensino foi concebido e escrito pela International Cardiac Healthcare & RiskFactor Modification (ICHARM), uma organização sem fins lucrativos cujo objetivo é reduzir as doenças cardiovasculares e os acidentes vasculares cerebrais a nível mundial. Baseia-se num curso escrito e ministrado pelo Editor e pelos autores do manual na Rússia

www.i-charm.co.uk

Foram concedidas as seguintes autorizações de direitos de autor:
Mortalidade por DCV da OMS. Prevalência do consumo de tabaco na Rússia e em Inglaterra
Professor Paul Durrington JBS2
Gráficos OUP HeartScore
Gráfico QRISK2 da ClinRisk Ltd
Professor Karl Fagerström Teste Fagerström
Dr. Neil Chapman Estudos de casos
ONS Fumadores de cigarros no Reino Unido NCBI Teste AUDIT-C
NHS Motivação para deixar de fumar. Questionário de motivos para deixar de fumar. Questionário de Atividade Física para Clínicos Gerais
British Heart Foundation Carga das doenças cardiovasculares no Reino Unido
OCDE Esperança de vida à nascença
Statista Prevalência de tensão arterial elevada em países selecionados
American Institute of Stress Holmes-Rahe Stress Inventory NICE Gestão da diabetes tipo 2 2015
Gestão da hipertensão primária CG 127
Alcohol Education Trust Unidades numa bebida
ABPI Interação de factores no desenvolvimento do ateroma

ÍNDICE DE CONTEÚDOS:

A compreensão da importância do ensino da cardiologia preventiva é essencial se quisermos reduzir a incidência global de DCV.
Temos de ser capazes de reconhecer e gerir os indivíduos com elevado risco de desenvolver doenças cardiovasculares. Podemos então tentar reduzir o seu risco através da modificação do estilo de vida e da utilização de medicação adequada. Temos também de ter em conta as desigualdades em matéria de saúde e os determinantes sociais da saúde, que estão associados a resultados mais fracos para a população.
Atualmente, mais de 36 milhões de pessoas em todo o mundo morrem anualmente de doenças não transmissíveis. Várias DNT, incluindo as doenças cardiovasculares, o cancro do pulmão, do estômago, do cólon e possivelmente da mama, a diabetes e as doenças respiratórias crónicas (DPOC) partilham um ou mais factores de risco predisponentes comuns, todos eles relacionados, em certa medida, com o estilo de vida.
O encargo financeiro global das doenças não transmissíveis é impressionante, com um custo global estimado em 2010 de 6,3 biliões de dólares americanos, que se prevê que aumente para 13 biliões de dólares até 2030.
O objetivo a longo prazo é reduzir o enorme peso das doenças cardiovasculares no Reino Unido, na Europa e no mundo, tanto nos países desenvolvidos como nos países em desenvolvimento.
Como podemos ajudar as pessoas a mudar o seu comportamento e incentivá-las a modificar os seus estilos de vida?

Prefácio

As doenças cardiovasculares são as principais causas de morte e incapacidade e, em 2012, foram responsáveis por 17,5 milhões de mortes em todo o mundo. São impulsionadas pelos efeitos da globalização no marketing e no comércio, pela rápida urbanização não planeada e pelo envelhecimento das populações. Um grande número de mortes causadas por doenças cardiovasculares é prematuro, ocorre abaixo dos 70 anos de idade e é altamente evitável. Por exemplo, em 2012, as doenças cardiovasculares foram e responsáveis pela maior proporção (37%) das mortes por doenças não transmissíveis (16 milhões), com menos de 70 anos de idade. Para a prevenção das doenças cardiovasculares, é essencial uma combinação de estratégias multissectoriais, de âmbito populacional, e de estratégias individuais. Neste contexto, é com prazer que apresentamos este manual sobre comportamentos cardiológicos preventivos e modificação do estilo de vida. Centra-se principalmente na prevenção das doenças cardiovasculares a nível individual.
O manual fornece informações sobre a magnitude e as causas das doenças cardiovasculares, as formas de detetar pessoas em risco de desenvolver eventos cardiovasculares e de os prevenir, modificando o risco através da modificação do estilo de vida e de medicação adequada. São fornecidas informações úteis sobre como avaliar o risco cardiovascular dos indivíduos, que conselhos dar para os ajudar a modificar os comportamentos de risco e que tratamentos estão disponíveis para reduzir as hipóteses de desenvolver doenças cardiovasculares no futuro.
Os profissionais de saúde, em particular os que trabalham ao nível dos cuidados primários, têm um papel vital a desempenhar na prevenção das doenças cardiovasculares a nível individual. Devem possuir conhecimentos sólidos sobre
saúde cardiovascular para desempenhar este papel de forma eficaz. O manual é relevante e pertinente porque destaca o que pode ser feito pelos profissionais de saúde para melhorar a saúde cardiovascular dos indivíduos. Está escrito num estilo fácil de compreender. É dedicado um capítulo a cada área-chave da prevenção cardiovascular. Cada capítulo fornece algumas informações, bem como oportunidades para discutir casos com colegas ou experimentar novas formas de comunicar com os

pacientes.
O público-alvo deste manual são médicos de cuidados primários, enfermeiros, médicos hospitalares em formação nos domínios da cardiologia e da saúde pública, estudantes de medicina, dietistas, fisioterapeutas, preparadores físicos e assistentes sociais no Reino Unido. Com as alterações e traduções adequadas, poderá também servir como um recurso útil para a formação de profissionais de saúde em cardiologia preventiva em todo o mundo.
Professor Shanthi Mendis MBBS, MD, FRCP, FACC
Coordenador Global da OMS Prevenção e Gestão de Doenças Não Transmissíveis

Introdução

Bem-vindo ao manual de Prevenção das Doenças Cardiovasculares (DCV) do ICHARM. Obrigado por dedicarem algum tempo das vossas vidas ocupadas para aprenderem sobre a prevenção das DCV - porque é que é importante e o que podem fazer para ajudar as pessoas a melhorar a sua saúde em relação às DCV.
A importância do ensino da cardiologia preventiva no Reino Unido é sublinhada num documento recente que avalia a gestão da prevenção das doenças cardiovasculares na clínica geral no Reino Unido, que mostrou que apenas um terço de todos os doentes estudados recebeu aconselhamento e tratamento óptimos.
O que é a cardiologia preventiva? A arte e a ciência de reconhecer e gerir indivíduos com elevado risco de desenvolver DCV, de modo a reduzir o seu risco através da modificação do estilo de vida e da utilização de medicação adequada.
Os objectivos deste manual são recordar-lhe as causas da DCV, situar a doença no contexto epidemiológico, explorando a dimensão do problema da DCV a nível mundial, e demonstrar formas de reduzir este enorme problema.
Em primeiro lugar, analisamos alguns dados epidemiológicos globais, com especial ênfase na mortalidade cardiovascular, comparando o Reino Unido com outros países, tomando a Rússia como exemplo de um país de rendimento médio-alto (Anexo A).
Em seguida, analisamos brevemente a questão das desigualdades na saúde e dos determinantes sociais da saúde, um tema atual que tem sido recentemente
reconhecido e que tem demonstrado estar associado a piores resultados para a população.
Recordamos a anatomia e a fisiologia cardíacas básicas (Anexo B), a fisiopatologia da DCV e o seu efeito noutros órgãos do corpo (Anexo C).
Iremos mostrar mais pormenorizadamente por que razão a prevenção das doenças cardiovasculares é importante para o público e para todos os profissionais de saúde. Iremos rever o que é a DCV, como causa a mortalidade e a morbilidade, como pode ser prevenida abordando o estilo de vida e os factores médicos e como, em particular, os médicos de cuidados primários têm um enorme papel a desempenhar na prevenção da DCV.
Como podemos ajudar as pessoas a mudar o seu comportamento e incentivá-las a modificar os seus estilos de vida?
Existem factores de risco relacionados com o estilo de vida que aumentam o risco de desenvolver DCV e que podem ser explorados individualmente com cada doente. Além disso, existem formas de determinar quem está em risco elevado de desenvolver DCV e existem modificações que as pessoas em risco elevado podem fazer para reduzir as suas hipóteses de desenvolver DCV. Modificações em termos de medicamentos e simultaneamente em termos de comportamentos de estilo de vida. Mostramos-lhe como avaliar os indivíduos, que conselhos dar e que tratamentos estão disponíveis para ajudar os seus doentes a reduzir as hipóteses de desenvolverem DCV no futuro.

Consideramos a gestão de problemas médicos relacionados ou causadores. Discutimos as populações de alto risco, as estratégias de prevenção rentáveis, as populações difíceis de alcançar, os esquemas de incentivo e, finalmente, mostramos-lhe como planear e introduzir programas de cardiologia preventiva.
Paralelamente, a nível da população, descrevemos em pormenor as medidas que podem ser tomadas pelas nações e pelos governos para reduzir a taxa de mortalidade e morbilidade deste importante problema de saúde.
O objetivo a longo prazo é reduzir o enorme fardo das doenças cardiovasculares no Reino Unido, na Europa e em todo o mundo, tanto nos países desenvolvidos como nos países em desenvolvimento.
Recordar - A DCV é uma das principais causas de morbilidade e mortalidade a nível mundial no âmbito das doenças não transmissíveis. Esta situação provoca uma doença generalizada e perdas sociais e económicas tanto para o indivíduo como para a sociedade.
As doenças não transmissíveis (DNT) tornaram-se a principal preocupação de saúde para a maioria dos países do mundo. Atualmente, mais de 38 milhões de pessoas em todo o mundo morrem anualmente de doenças não transmissíveis, o que representa 63% das mortes anuais a nível mundial; mais de 40% destas mortes podem ser evitadas. 82% das mortes por DNT a nível mundial ocorrem em países de baixo e médio rendimento. O encargo financeiro global das doenças não transmissíveis é impressionante, com um custo global estimado em 2010 de 6,3 biliões de dólares (4,2 biliões de libras), que se prevê que aumente para 13 biliões de dólares (8,7 biliões de libras) até 2030.
Várias doenças não transmissíveis, incluindo as doenças cardiovasculares, o cancro do pulmão, do estômago, do cólon e possivelmente da mama, a diabetes e as doenças respiratórias crónicas (DPOC) partilham um ou mais factores de risco predisponentes comuns, todos eles relacionados, em certa medida, com o estilo de vida.
Os Objectivos de Desenvolvimento Sustentável da ONU para 2030 visam reduzir em um terço as mortes prematuras por doenças não transmissíveis até 2030.
Referências:

- Intervenções no domínio do estilo de vida saudável para combater as doenças não transmissíveis - um novo modelo de conetividade não hierárquico para as principais partes interessadas: uma declaração política da Associação Americana do Coração, da Sociedade Europeia de Cardiologia, da Associação Europeia de Prevenção e Reabilitação Cardiovascular e do Colégio Americano de Medicina Preventiva Eur Heart J 2015 36: 2097-2109
- Relatório da OMS sobre a situação mundial das doenças transmissíveis 2014
- Sheppard Oportunidades perdidas na prevenção de DCV nos cuidados primários Br J Gen Pract 2014; 64:28-29
- Relatório da ONU sobre os Objectivos de Desenvolvimento Sustentável 2016
- Diretrizes Europeias para a Prevenção das Doenças Cardiovasculares 2016 Eur Heart J 2016:maio 24

CAPÍTULO 1

1. O problema global das doenças cardiovasculares (DCV)

Pontos-chave

- As mortes por DCV são a primeira causa de morte a nível mundial.
- A doença cardiovascular é a principal causa de morte das mulheres a nível mundial.
- Os países em desenvolvimento contribuem com uma quota-parte maior para o fardo global das DCV do que os países desenvolvidos.
- A maioria das mortes pode ser evitada, combatendo factores de risco como o tabagismo, o álcool, a obesidade, a inatividade física, o stress, a hipertensão, a diabetes e o aumento dos lípidos.

1.1 DCV a nível mundial

Para demonstrar a natureza global do problema da DCV e comparar semelhanças e diferenças na apresentação e gestão do problema, mostraremos a situação em Inglaterra e a situação na Escócia e na Federação Russa (ver Anexo A).

Vamos recordar-lhe porque é que a prevenção das doenças cardiovasculares é importante a nível mundial e o que pode fazer para ajudar a combater este enorme fardo da doença.

- Todos os anos, morrem mais pessoas no mundo devido a doenças cardiovasculares do que por qualquer outra causa. Em 2012, estima-se que 17,5 milhões de pessoas morreram de DCV a nível mundial, o que representa 31% de todas as mortes.
- 7,4 milhões devem-se a doenças coronárias e 6,7 milhões a acidentes vasculares cerebrais. Mais de três quartos destes casos ocorrem em países de baixo e médio rendimento.

Talvez ainda mais importante, todos os anos 20 milhões de pessoas em todo o mundo sobrevivem a ataques cardíacos e acidentes vasculares cerebrais e muitas delas necessitam de cuidados clínicos dispendiosos.

- Na Europa, 47% das mortes de homens e mulheres são devidas a DCV, o que representa 4 milhões de mortes por ano. Em 28 dos 49 países europeus, incluindo a Finlândia, a Grécia e o Reino Unido, a DCV é a principal causa de morte nos homens com menos de 65 anos.
- Compare-se esta situação com a da Federação Russa. As doenças cardiovasculares são responsáveis por 51% de todas as mortes e, em grande parte devido a este facto, até 2010 a população russa estava a diminuir anualmente 0,5%.
- No Reino Unido, tal como em muitos países, existem variações regionais consideráveis. Na Escócia, a taxa de mortalidade por DCV nos homens é 50% superior à do Sudoeste de Inglaterra. As taxas de mortalidade mais elevadas registam-se no Oeste da Escócia.
- Na Europa, perdem-se anualmente 61 milhões de anos de vida saudável, ou seja, anos de vida ajustados pela incapacidade (DALY), devido à DCV, dos quais 11 milhões na UE. Em 2014, a UE perdeu o equivalente a 102 mil milhões de libras (81 mil milhões de euros, 153 mil milhões de dólares), com base nos anos de vida saudável perdidos (DALY), devido à DCV e doenças relacionadas (0,8% do PIB total).
- Os países em desenvolvimento contribuem com uma quota-parte maior para o fardo global das DCV do que os países desenvolvidos. Mais de 75% das mortes por DCV ocorrem em países de baixo e médio rendimento.
- A maioria das mortes pode ser evitada, combatendo factores de risco como o tabagismo, o álcool, a obesidade, a inatividade física, a hipertensão, a diabetes e o aumento dos lípidos.
- A redução das doenças cardiovasculares pode ser conseguida através de uma maior sensibilização

do público e de intervenções sanitárias específicas.

Referências:

- http://www.who.int/mediacentre/factsheets/fs317/en/index.html 2015
- Atlas Global de Prevenção e Controlo das Doenças Cardiovasculares OMS 2011
- Estatísticas europeias sobre DCV Sociedade Europeia de Cardiologia 2012
- Publicação nacional de estatísticas para a Escócia Estatísticas das doenças cardíacas 2014
- Custos económicos da DCV de 2014-2020 em 6 economias europeias Cebr 2014
- Catálogo de dados do Banco Mundial (União Europeia) 2015
- Centro dos Media da OMS Doenças Cardiovasculares Jan 2015

1.2 DCV no Reino Unido

- As doenças cardiovasculares são responsáveis por cerca de 155 000 mortes no Reino Unido (1/4 de todas as mortes).
- 38.000 homens e 27.000 mulheres morrem anualmente devido a doença coronária.
- Nos últimos 30 anos, as mortes por DCV no Reino Unido foram reduzidas em 68%.

Referência:

- Estatísticas principais da Fundação Britânica do Coração 2015

1.2.1 Dados demográficos de Inglaterra

- Em 2007, em Inglaterra, registaram-se mais de 100.000 ataques cardíacos, 62.000 em homens e 39.000 em mulheres.
- Em 2010, mais de 65 000 pessoas morreram de doença coronária (CHD) em Inglaterra.
- Em 2008, as doenças cardiovasculares causaram 28% das mortes prematuras em homens com menos de 75 anos de idade.
- As taxas de mortalidade por DCV são 50% mais elevadas no quinto mais carenciado da população do que no quinto menos carenciado.
- Em 2007, 57.000 homens e 68.000 mulheres sofreram um AVC. Referência:
- Estatísticas da doença coronária da Fundação Britânica do Coração 2012

1.2.2 Dados demográficos da Escócia

- Em 2010, registaram-se 17 000 mortes por DCV na Escócia. Um terço do total de mortes (população total: 5 295 000 habitantes, censo de 2011).
- 12.000 pessoas tiveram ataques cardíacos. 7.000 homens e 5.000 mulheres. 270.000 pessoas sofrem de doença coronária e 200.000 sofrem de angina.
- Em 2013, cerca de 8.000 mortes foram causadas por doença coronária.
- As taxas de mortalidade prematura são 25% mais elevadas na Escócia do que em Inglaterra
- A taxa de incidência padronizada por idade e sexo de CHD diminuiu 27,3% entre 2003 e 2012.

Referência:

- Estatísticas da British Heart Foundation sobre CHD na Escócia em 2012
- Publicação nacional de estatísticas para a Escócia Estatísticas das doenças cardíacas 2014

1.3 Esperança de vida à nascença 1970 a 2011

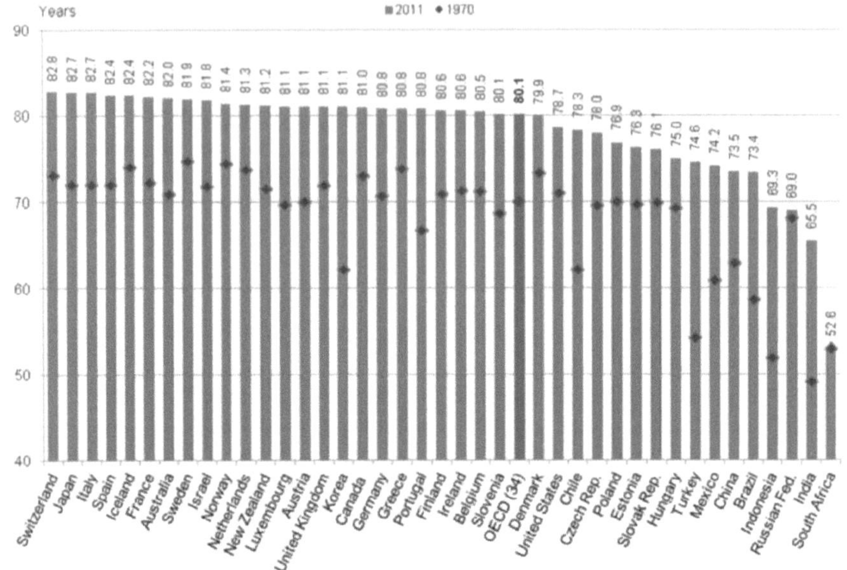

1.3.1 Esperança de vida na Europa

A esperança de vida varia muito de país para país e, na maioria dos países, a esperança de vida aumentou no período de 1970 a 2011. Enquanto outros países europeus se desenvolveram de uma forma que resultou num aumento da esperança de vida, a esperança de vida em países como a Rússia diminuiu efetivamente durante os 40 anos.

De 1945 a 1960, a mortalidade melhorou consideravelmente na região oriental da Europa, devido a melhorias na habitação e na higiene e ao controlo das doenças transmissíveis. Nessa altura, havia apenas uma pequena discrepância entre a esperança de vida nos países da Europa Oriental e Ocidental.

Nas décadas de 1970 e 1980, a esperança de vida na Europa Ocidental começou a melhorar significativamente devido à modificação do trabalho e do estilo de vida e à redução das mortes por doenças não transmissíveis, mas o mesmo não aconteceu na Europa Oriental, o que levou a um fosso maior entre as duas regiões. Desde 2010, registou-se uma pequena redução da mortalidade precoce por doenças cardíacas na Rússia e um aumento da esperança de vida.

Grande parte da redução da esperança de vida esteve relacionada com factores relacionados com o estilo de vida, como uma alimentação deficiente, uma atividade física inadequada, o consumo excessivo de tabaco e de álcool e o aumento dos níveis de stress. Todos estes factores conduzem a um aumento das doenças cardiovasculares e de outras doenças relacionadas com o tabaco e o álcool. Os acidentes e as lesões contribuíram ainda mais para a redução da esperança de vida.

Referências:

- Base de dados da OCDE sobre saúde 2015

http://stats.oecd.org/index.aspx?DataSetCode=HEALTH_STAT

- Sistema de Informação Estatística da OMS (WHOSIS) 2013 http://www.who.int/whosis/en/; Expectativa de Saúde Europeia

- Monitoring Unit: http://www.ehemu.eu/; e, Mathers C.D., Murray C.J., e Samson J. (2003) Methods for Measuring

Em 2006, a esperança de vida à nascença dos homens no Reino Unido era de 74 anos, não muito diferente da dos homens chineses, que tinham uma esperança de vida à nascença de 72 anos. As mulheres britânicas à nascença podiam esperar viver até uma idade média de 78 anos, em comparação com 73 anos para as mulheres na Rússia. As taxas na Índia eram semelhantes às da Federação Russa, mas as suas vidas eram encurtadas mais frequentemente por razões diferentes. Na Índia, para além das elevadas taxas de doenças não transmissíveis, as más condições de vida, de habitação e de higiene fazem com que haja uma maior prevalência de doenças transmissíveis, o que, além disso, é responsável por mais mortes.

Um rapaz nascido em 2012 num país com rendimentos elevados pode esperar viver até aos 76 anos. Mais 16 anos do que um rapaz nascido num país de baixos rendimentos (idade à morte: 60 anos). No caso das raparigas, a diferença é ainda maior, pois uma diferença de 19 anos separa a esperança de vida nos países de elevado rendimento (82 anos) da dos países de baixo rendimento (63 anos).

Referências:

- Observatório Mundial da Saúde (GHO) 2014 OMS http://www.who.int/gho/mortality_burden_disease/life_tables/hale/en
- Estatísticas Mundiais de Saúde 2014

1.4 Mortalidade global por DCV

Os dados da OMS de 2012 sobre as taxas de mortalidade por DCV por 100 000 habitantes em ambos os sexos, a nível mundial, incluindo as mortes por DCV relacionadas com a diabetes, revelam uma taxa muito elevada na Federação da Rússia e em todo o bloco da Europa de Leste, em comparação com os países da Europa Ocidental, da América do Norte e mesmo de grande parte da Ásia.

A maior parte das mortes resultantes da diabetes ocorre devido a lesões micro e macrovasculares nos vasos, provocadas pela glicose livre no sangue (isto acontece na diabetes). Assim, embora a patologia resulte da glicémia, o verdadeiro modo de morte é cardiovascular.

Os valores foram padronizados para a idade. A normalização das idades é uma técnica estatística utilizada para garantir que as comparações entre diferentes populações são exactas e relevantes. Por outras palavras, algumas populações, por exemplo, podem ter uma maior proporção de idosos, o que resultaria numa taxa proporcionalmente mais elevada de mortes por DCV, em comparação com uma população com uma maior proporção de jovens (porque os idosos têm maior probabilidade de desenvolver DCV). A normalização da idade tem em conta estas diferenças, de modo a que as populações sejam comparáveis.

Dados de 72 países mostraram que a mortalidade por DCV e diabetes estava mais concentrada nos países de rendimento médio e baixo e estava negativamente associada ao PIB, ao índice de GINI (uma medida da desigualdade de riqueza entre nações) e à dieta ocidental. Os países com uma pressão arterial média elevada tinham taxas de mortalidade mais elevadas, o que revela uma relação positiva.

Referência:

- Zahra A et al Cardiovascular disease and diabetes mortality, and their relation to socio-economical, environmental, and health behavioural factors in worldwide view. The Royal Society for Public Health abril de 2015 Volume 129, Número 4, Páginas 385-395

1.5 Doenças cardíacas nas mulheres

- A doença cardiovascular é a principal causa de morte das mulheres a nível mundial. Anualmente, em todo o mundo, 8,6 milhões de mulheres morrem de doenças cardíacas e acidentes vasculares cerebrais (um terço de todas as mortes de mulheres).

- As mulheres dos países de baixo e médio rendimento que desenvolvem DCV têm mais probabilidades de morrer da doença do que as mulheres dos países industrializados e têm uma maior proporção de mortes por DCV do que os homens desses países.
- As mulheres com diabetes têm taxas de mortalidade por DCV mais elevadas do que os homens com diabetes.
- Os factores de risco para homens e mulheres são muito semelhantes. As mulheres que fumam duplicam o risco de AVC. As mulheres obesas aumentam o seu risco de doença coronária em 2,48 vezes. As mulheres com hipertensão têm um risco 3,5 vezes superior ao das mulheres normotensas.

Referência:

➢ Doenças cardiovasculares nas mulheres Ficha informativa Federação Mundial do Coração 2012

1.6 Diferenças étnicas nas doenças cardiovasculares no Reino Unido

- Em comparação com a população geral do Reino Unido, a incidência de enfarte do miocárdio é mais elevada nos sul-asiáticos.
- A incidência de AVC é mais elevada nos grupos étnicos negros.
- A incidência de CHD é mais elevada nas pessoas nascidas na Índia e no Paquistão.
- A incidência da diabetes é maior nos negros caribenhos, indianos, paquistaneses e bangladeshianos.
- O consumo excessivo de álcool é menor em todos os grupos étnicos minoritários.
- O IMC é mais baixo nos sul-asiáticos e nos chineses.
- O excesso de peso e a obesidade têm uma maior incidência nas crianças de raça negra. Referência:

➢ British Heart Foundation 2010 Ethnic Differences in Cardiovascular Disease (Diferenças étnicas nas doenças cardiovasculares)

Em resumo

Os objectivos foram atingidos?

- Destacar a natureza global e a prevalência da DCV no Reino Unido e no mundo.
- Familiarizar-se com a epidemiologia da DCV a nível mundial e nacional, ser capaz de dar um exemplo de um país com baixas taxas de DCV e de um país com altas taxas.

Recordar - A DCV é uma das principais causas de morbilidade e mortalidade a nível mundial no âmbito das doenças não transmissíveis. Esta situação provoca uma doença generalizada e perdas sociais e económicas tanto para o indivíduo como para a sociedade.

CAPÍTULO 2

Cardiologia preventiva

2. DCV e prevenção

Pontos-chave

- Existem grandes desigualdades no domínio da saúde, quer entre países a nível mundial, quer mesmo no interior de cada país.
- A alteração do comportamento das pessoas em matéria de saúde pode ter um impacto importante em algumas das causas de mortalidade e morbilidade, incluindo as doenças cardiovasculares.

2.1 O que já sabe sobre a DCV e a sua prevenção Antes de iniciarmos a parte informativa deste capítulo, vejamos o que já sabe sobre o tema da medicina preventiva, da DCV e da prevenção cardiovascular.

Qual é a vossa definição de DCV?

A Organização Mundial de Saúde (OMS) define-a como "um grupo de doenças do coração e dos vasos sanguíneos que inclui a doença coronária, a doença cerebrovascular, a doença arterial periférica, a doença cardíaca reumática, a doença cardíaca congénita e a trombose venosa profunda/doença embólica pulmonar".

Porque é que a DCV é tão *importante para a sociedade atual?*

Qual a sua importância para os profissionais de saúde no Reino Unido e em todo o mundo?

O que é que sabemos sobre medicina preventiva?

Quais são as diferenças entre prevenção primária, secundária e terciária?

A prevenção primária, o primeiro nível dos cuidados de saúde, tem por objetivo evitar a ocorrência de uma doença e promover a saúde.

Exemplos de prevenção primária são a lavagem das mãos, as imunizações, a contraceção de barreira e a cessação do tabagismo.

A prevenção secundária, o segundo nível de cuidados de saúde, destina-se a identificar as condições que podem conduzir a doenças ou a identificar as doenças nas suas primeiras manifestações, a fim de limitar as complicações e as sequelas negativas.

Exemplos de prevenção secundária são o rastreio do colo do útero, a mamografia, a monitorização da tensão arterial e a monitorização pré-natal.

A prevenção terciária, o terceiro nível de cuidados de saúde, destina-se a promover uma função independente e a reduzir a morbilidade ou a mortalidade posteriores, uma vez que a doença esteja ativa.

Exemplos de prevenção terciária são os exames oftalmológicos regulares para os doentes diabéticos, as colonoscopias regulares para os doentes com pólipos do cólon, os exames imagiológicos regulares para as pessoas que foram tratadas contra o cancro.

Já pratica alguma avaliação/medida de prevenção cardiovascular com os seus doentes?

Nos capítulos seguintes, analisaremos mais pormenorizadamente todas estas questões específicas.

De momento, vamos concentrar-nos no efeito de certos determinantes relevantes dos cuidados de saúde e nas formas de criar mudanças benéficas. Referência:

- At Work, Edição 80, primavera de 2015: Instituto para o Trabalho e a Saúde, Toronto

2.2 Desigualdades em matéria de saúde e determinantes sociais da saúde Existem grandes desigualdades em matéria de saúde, tanto entre países a nível mundial, como mesmo dentro de cada país ^M este facto foi demonstrado em todo o mundo, em países como os EUA, o Reino Unido e os

Países Baixos. Atualmente, sabemos que estas desigualdades resultam de desigualdades nos determinantes sociais da saúde.
As determinantes sociais da saúde são as condições económicas e sociais - e a sua distribuição na sociedade - que influenciam as diferenças individuais e de grupo no estado de saúde. As condições em que uma pessoa nasce, cresce, vive, trabalha e envelhece são moldadas pela distribuição do dinheiro, do poder e dos recursos (incluindo o sistema de saúde) aos níveis macro (global), meso (nacional) e micro (local). Estes incluem situações económicas, estratégias educativas e programas de assistência social.
A repartição desproporcionadamente desigual destas modalidades conduz a iniquidades evitáveis em matéria de saúde, tanto entre países como no interior dos mesmos. Quanto mais baixa for a posição social de uma pessoa na sociedade, pior será provavelmente a sua saúde. As condições sociais e económicas podem impedir as pessoas de alterar o seu comportamento para melhorar a sua saúde e podem também reforçar comportamentos que a prejudicam.
Esta distribuição desproporcionada ou desigual de poder, dinheiro ou recursos pode afetar a saúde da população pela qual é responsável. Assim, algumas das "escolhas" que as pessoas fazem não estão necessariamente sob o seu controlo, mas são um produto do ambiente em que ^M frequentemente de forma injusta e evitável ^M se encontram. Referência:

- Mudanças de comportamento: os princípios para intervenções eficazes NICE Public Health guidance 6 2007

É inquestionável que a forma como pensamos e vivemos desempenha um papel importante na influência da nossa saúde. O que é que se pode fazer para alterar e melhorar a situação?

2.3 Mudança de comportamento e modificação do estilo de vida A alteração do comportamento das pessoas em relação à saúde pode ter um grande impacto em algumas das causas de mortalidade e morbilidade, incluindo a DCV. Os diferentes padrões de comportamento estão profundamente enraizados nas circunstâncias sociais e materiais das pessoas e no seu contexto cultural.
As intervenções para mudar os comportamentos têm um enorme potencial para alterar os actuais padrões de doença.
A mudança de comportamento pode ser efectuada a nível individual, familiar, comunitário ou populacional. Os métodos cognitivo-comportamentais são eficazes para ajudar as pessoas a adoptarem um estilo de vida mais saudável.
Acontecimentos significativos ou pontos de transição na vida das pessoas, tais como deixar a escola, começar a trabalhar, tornar-se pai ou mãe, ficar desempregado,
a reforma e o luto constituem oportunidades importantes para intervir.
Referências:

- Mudança de comportamento NICE PH6 2007 www.nice.org.uk/PH6
- Abraham & Mitchie Quadros teóricos para a mudança de comportamento Psicologia da Saúde 2008 27, (3): 379-387
- Orientações do CES sobre a prevenção das doenças cardiovasculares na prática clínica 2012

2.4 Avaliar o grau de preparação para a mudança

2.4.1 Ciclo de mudança

Pré-contemplação-Contemplação-Preparação-Ação-Manutenção.
Por vezes, mesmo que se apresente um argumento persuasivo para que o comportamento de alguém mude, essa pessoa não está preparada para o fazer.

O "Ciclo de Mudança" de Di Clementi mostra as fases pelas quais uma pessoa passa no âmbito da mudança de comportamento. Numa primeira fase, a pessoa pode nem sequer estar preparada para pensar em mudar ^M esta é a fase de pré-contemplação. Nesta fase, se alguém for explícito sobre o facto de não querer ou estar preparado para pensar em mudar o seu comportamento, o melhor que pode fazer como profissional de saúde é tentar descobrir as razões que ele/ela apresenta para não querer mudar e limitar-se a ouvir, em vez de dar instruções diretas que contradigam a pessoa ou a sua disponibilidade para mudar. O outro papel muito importante que um médico tem nesta fase é o de fornecer informações sobre os benefícios da mudança (especialmente os benefícios para a saúde, mas também outros benefícios, por exemplo, financeiros) e as desvantagens de não mudar. Depois de ter dado essa informação
e o doente compreender, pode ter de ficar por aí e voltar a abordar o assunto na próxima vez que se encontrarem.

Um indivíduo na fase de contemplação da mudança pode já estar a concordar que deve mudar o seu comportamento de saúde, por exemplo, o consumo excessivo de álcool. Nesta fase, pode voltar a fornecer informações sobre as vantagens e desvantagens, e pode discutir entre si quais as mudanças práticas que podem ser feitas e considerar a possibilidade de estabelecer alguns objectivos.

A fase de preparação é quando o indivíduo se afasta e se prepara para mudar, talvez marcando uma data para o início do novo comportamento e informando os seus amigos e familiares sobre as mudanças que vai fazer.

Ação é fazer a mudança e manutenção é continuar com a mudança. Inicialmente, um indivíduo pode necessitar de algum apoio de um profissional de saúde a intervalos regulares, para que possa rever os objectivos e oferecer apoio e encorajamento.

Se um indivíduo recai novamente no seu comportamento doentio, entra novamente no ciclo.

Embora este modelo tenha as suas falhas, pode ser útil refletir sobre ele quando entrevistar os seus doentes. Onde é que eles se encontram no ciclo de mudança? Isso irá influenciar a forma como lhes responde ^M se se limitará a oferecer informações ou se terá uma conversa mais pormenorizada sobre as mudanças que podem fazer e como podem fazê-las.

Referência:

- Prochaska & Di Clemente The Transtheoretical Model (TTM) approach Handbook of psychotherapy integration OUP 2005 147-171

2.4.2 Processos de mudança

Estratégias que podem ajudar as pessoas a fazer e a manter a mudança - o TTM chama-lhes processos de mudança. Os dez processos incluem:

Aumentar a consciência - aumentar a consciencialização através da informação, educação e feedback pessoal sobre o comportamento saudável.

Alívio dramático - sentir medo, ansiedade ou preocupação por causa do comportamento não saudável, ou sentir inspiração e esperança quando ouvem falar de como as pessoas são capazes de mudar para comportamentos saudáveis.

Auto-reavaliação - aperceber-se de que o comportamento saudável é uma parte importante de quem é e quer ser.

Reavaliação do ambiente - aperceber-se de como o seu comportamento pouco saudável afecta os outros e de como poderia ter efeitos mais positivos se mudasse.

Libertação social - aperceber-se de que a sociedade apoia mais o comportamento saudável.

Autoliberação - acreditar na capacidade de mudar e comprometer-se a agir de acordo com essa crença.

Relações de ajuda - encontrar pessoas que apoiem a sua mudança.

Contra-condicionamento - substituir formas saudáveis de agir e pensar por formas não saudáveis.
Gestão do reforço - aumentar as recompensas que resultam de um comportamento positivo e reduzir as que resultam de um comportamento negativo.
Controlo de estímulos - utilização de lembretes e sugestões que incentivam um comportamento saudável.

Resumo

- Estudámos algumas das principais desigualdades em matéria de saúde entre países a nível mundial e dentro de cada país.
- Mostrámos como a alteração do comportamento das pessoas em relação à saúde pode ter um impacto importante em algumas das causas de mortalidade e morbilidade por DCV.

CAPÍTULO 3

3. Factores de risco cardiovascular e prevenção primária

Ponto-chave

- A prevenção primária da DCV requer a avaliação do risco cardíaco individual e a introdução de medidas para alterar o comportamento e modificar os factores de estilo de vida existentes.

Objectivos:

- Ser capaz de enumerar nove factores de risco cardiovascular modificáveis e quatro não modificáveis.
- Refletir sobre quais os factores de risco, se os houver, que aborda na sua prática.
- Começar a estratificar os doentes como sendo de alto risco ou de baixo risco com base em apresentações clínicas em vinhetas de casos.
- Analisar questões locais específicas no Reino Unido.

3.1 Factores de risco

Comecemos por identificar os factores de risco não modificáveis e modificáveis da DCV. Em seguida, analisaremos em pormenor os factores de risco modificáveis.

Em seguida, analisaremos uma série de vinhetas de casos e utilizá-las-emos para começar a classificar estes doentes em alto e baixo risco de DCV com base na história clínica e no exame do doente.

No final do capítulo, analisamos a DCV no Reino Unido e a forma como os médicos podem responder a este desafio na sua própria prática.

3.1.1 Factores de risco não modificáveis

Há uma série de factores de risco de DCV que não são modificáveis.

- Idade: O risco aumenta com o aumento da idade.
- Género: Os homens correm um risco maior do que as mulheres na pré-menopausa. Após a menopausa, o risco das mulheres torna-se semelhante ao dos homens.
- Historial familiar: Se um familiar de primeiro grau, com idade inferior a 55 anos para os homens e 65 anos para as mulheres, tem ou teve DCV, então essa pessoa tem um risco acrescido.
- Origem étnica: As pessoas de ascendência asiática e africana estão em maior risco do que outros grupos raciais.

3.1.2 Factores de risco modificáveis

- Consumo de tabaco
- Consumo excessivo de álcool
- Dieta pouco saudável / Obesidade
- Inatividade física
- Stress
- Hipertensão
- Aumento do colesterol
- Diabetes

Depois de termos considerado os factores de risco sobre os quais nem os doentes nem os seus médicos podem fazer nada, passamos agora a considerar aqueles que podem ser modificados, quer por intervenção farmacêutica dos médicos, quer por modificação do estilo de vida dos doentes. Passemos agora a analisar cada um deles. Em capítulos posteriores, estudaremos cada fator de risco em profundidade.

Referência:

- Atlas Global sobre Prevenção e Controlo das Doenças Cardiovasculares. Mendis S, Puska P, Norrving B editores. Organização Mundial de Saúde (em colaboração com a Federação Mundial do Coração e a Organização Mundial do AVC), Genebra 2011.

3.1.2.1 Consumo de tabaco - capítulo 5

O consumo de tabaco é um importante fator de risco para as doenças cardiovasculares e está relacionado com o desenvolvimento de vários tipos de cancro. Todas as formas de consumo de tabaco estão associadas a um aumento das DCV. No entanto, o tabagismo é a forma mais comum de consumo de tabaco. Calcula-se que fumar aumenta em 100% o risco de uma pessoa desenvolver DCV em comparação com os não fumadores.

- Fumar, usar rapé e mascar tabaco aumentam o risco de desenvolver DCV.
- O fumo inalado durante uma sessão de fumo de narguilé é equivalente a fumar pelo menos 50 cigarros.
- Todos os dias são fumados 12 milhões de cigarros por minuto em todo o mundo.
- No Reino Unido (população total de 63 milhões), 10 000 000 de pessoas fumam todos os dias. 21% dos homens e 20% das mulheres com mais de 18 anos fumam.
- Em 1974, 27% dos fumadores tinham deixado de fumar; em 2013, este valor subiu para 54%.
- O risco depende da dose, na medida em que aumenta com a quantidade fumada e com o tempo que a pessoa fuma.

Referências:

- Estatísticas do NHS sobre o tabagismo, Inglaterra 2012
- Ficha técnica da ASH julho de 2012 e 2015 Estatísticas sobre o tabagismo
- Fumar tabaco com cachimbo de água: An Emerging Health Crisis in the United States Cobb et al Am J Health Behav. 2010 May-Jun; 34(3): 275 285

3.1.2.2 Consumo de álcool - capítulo 6

O consumo de álcool é um fator de risco de DCV e o consumo de mais de 8 unidades/dia (4 pints de cerveja, 200 ml de Whisky/Vodka) está associado ao dobro do risco de DCV nos homens. O risco também aumenta nas mulheres. As mulheres que bebem mais de 6 unidades por dia aumentam o seu risco de desenvolver doença coronária num fator de 1,3 vezes.

- No Reino Unido, em 2011, o consumo médio de álcool era de 10 litros por ano (os homens bebiam o dobro das mulheres), o que equivale a 500 pints de cerveja.
- O consumo excessivo esporádico de álcool ou[1] binge drinking ' tem um efeito tóxico direto no miocárdio e está associado a um risco acrescido de DCV. Não existe uma definição internacionalmente aceite do que constitui o[1] "binge drinking". No Reino Unido, é frequentemente definido como beber mais de 8 unidades num curto período de tempo com a intenção de ficar rapidamente intoxicado. Outra definição é o consumo em 1 hora de 0,5 litro ou mais de álcool a 40%, sem alimentos.
- Em 2013, 21% da população do Reino Unido não bebia álcool, em comparação com 19% em 2005. No mesmo período, o consumo excessivo de álcool diminuiu de 18% para 15%.

Referências:

- ➢ Consumo de álcool Fact Sheet 2013 Instituto de Estudos sobre o Álcool
- ➢ Estatísticas sobre o álcool Inglaterra 2015 Centro de Informação sobre Saúde e Cuidados Sociais

3.1.2.3 Alimentação pouco saudável - capítulo 7

Uma dieta pouco saudável é aquela que tem:

- Elevado teor de gorduras saturadas
- Alto teor de açúcar refinado
- Alto teor de sódio

O sódio é frequentemente incluído como um fator de risco, uma vez que contribui para níveis elevados de colesterol LDL, obesidade e hipertensão.

Referência:

- Rede Europeia do Coração. Dieta, Atividade Física e Prevenção de Doenças Cardiovasculares na Europa 2011

3.1.2.4 Obesidade - capítulo 7

A obesidade é um problema de saúde crescente no mundo desenvolvido.

A obesidade é normalmente medida pelo Índice de Massa Corporal (IMC) de uma pessoa. Este é definido como o peso em quilogramas dividido pela altura ao quadrado. Se o IMC de uma pessoa for superior a 25, considera-se que tem excesso de peso. O excesso de peso está associado a outros factores de risco cardiovascular, incluindo a hipertensão e a diabetes mellitus. Está também associado a um aumento da aterosclerose. Estas condições colocam a pessoa em risco elevado de desenvolver DCV.

Se o IMC de um doente for superior a 30, é obeso e corre um risco grave de DCV.

Referência:

- ➢ Berrington de Gonzalez Índice de massa corporal e mortalidade entre 1,46 milhões de adultos brancos N Engl J Med 2010:363: 2211-2219

3.1.2.5 Inatividade física - capítulo 8

A atividade física é importante para a saúde cardiovascular. Se uma pessoa não pratica uma atividade física regular, os riscos para a saúde cardiovascular são semelhantes aos associados à hipertensão, ao colesterol elevado e à obesidade.

A atividade física não precisa de ser um exercício vigoroso para ter o benefício protetor. Estudos demonstraram que 2 horas de atividade moderada por semana reduzem o risco de DCV em 30%.

A atividade física tem efeitos benéficos mesmo em doentes com factores de risco cardiovascular. Se as pessoas se mantiverem activas, as provas sugerem que isso pode reduzir o risco de morte prematura em comparação com as pessoas inactivas sem factores de risco de DCV.

Referência:

- ➢ Talbot Changes in leisure time physical activity and risk of allcause mortality in men and women: the Baltimore Longitudinal Study of Ageing Prev Med 2007:45:169-17

3.1.2.6 Stress - capítulo 9

Há muito que se pensa que o stress da vida aumenta o risco de uma pessoa sofrer de DCV ou de um evento coronário ou cerebral grave. Mas não é universalmente aceite qual o tipo de stress que causa as doenças cardíacas.

Referência:

- Whalley Intervenções psicológicas para a doença coronária Cochrane Database Syst Rev 2011:8; C002902

3.1.2.7 Hipertensão arterial - capítulo 10

O aumento da pressão arterial é também um importante fator de risco para as doenças cardiovasculares. O risco aumenta com o aumento da tensão arterial em todos os grupos etários. O tratamento da hipertensão diminui o risco de DCV.

Para medir o risco, é utilizada uma medida estatística denominada rácio de risco. Um rácio de risco é o rácio da taxa de ocorrência de um acontecimento num grupo em comparação com outro.

Referência:

- MacMahon. Pressão arterial, acidente vascular cerebral e doença coronária Lancet 1990:335:765-774

3.1.2.8 Colesterol - capítulo 11

Um outro fator de risco importante para as doenças cardiovasculares é o nível de colesterol no sangue. O risco de desenvolver DCV aumenta com o aumento dos níveis de colesterol total.

O colesterol é transportado no sangue sob duas formas principais. O colesterol LDL, que é o colesterol transportado pelas lipoproteínas de baixa densidade, e o colesterol HDL, que é transportado pelas lipoproteínas de alta densidade. O risco de DCV associado ao colesterol está mais estreitamente relacionado com o nível

de colesterol LDL no sangue. O colesterol HDL transporta o colesterol para fora da corrente sanguínea, pelo que não contribui da mesma forma para o desenvolvimento de ateromas. Por conseguinte, níveis mais elevados de colesterol HDL estão associados a um menor risco.

Os estudos sugerem que o nível ótimo de colesterol total deve ser inferior a 5 mmol/l, o nível ótimo de colesterol LDL deve ser igual ou inferior a 3,0 mmol/l e o nível ótimo de colesterol HDL deve ser superior a 1,2 mmol/l nos homens e superior a 1,0 mmol/l nas mulheres.

Referência:

- Neaton. Resultados sobre a mortalidade dos níveis séricos de colesterol em homens rastreados no ensaio de Intervenção em Factores de Risco Múltiplo Arch Intern Med 1992:152:1490-1500

3.1.2.9 Diabetes Mellitus - capítulo 12

As pessoas que desenvolvem diabetes correm um risco acrescido de sofrer de DCV, que é a principal causa de morte entre as pessoas com diabetes.

As pessoas com diabetes têm duas a quatro vezes mais probabilidades de desenvolver DCV do que as pessoas sem diabetes.

Se os doentes controlarem o açúcar no sangue, podem reduzir o risco entre 33% a 50%.

Referência:

- Ray Efeito do controlo intensivo da glicose nos resultados cardiovasculares e morte em doentes com diabetes mellitus: uma meta-análise de ensaios clínicos aleatórios Lancet 2009:373:17651772

3.1.2.10 Doença inflamatória das gengivas e DCV Parece existir uma associação epidemiológica entre a periodontite e a DCV, particularmente em homens mais jovens.

Referência:

- Dietrich A evidência epidemiológica subjacente à associação entre a periodontite e a incidência de DCV aterosclerótica J Clin Periodontol 2013; 40(S14):70-84

3.1.2.11 Poluição atmosférica e aumento do risco de enfarte do miocárdio Estudos realizados ao longo de muitos anos demonstram a existência de uma relação entre a poluição atmosférica, em especial a proveniente dos gases de escape dos automóveis, e o aumento do risco de enfarte do miocárdio.

Referência:

- Gardener et al A poluição atmosférica por partículas finas desencadeia enfarte do miocárdio com supradesnivelamento do segmento ST, mas não enfarte do miocárdio sem supradesnivelamento do segmento ST Particle & Fibre Toxicology 2014,11:1

3.1.2.12 Horários de trabalho longos

Os trabalhadores que efectuam longas horas de trabalho têm um risco acrescido de sofrer um AVC.

Referência:

- Kivimäki M et al Longos horários de trabalho e risco de doença coronária e acidente vascular cerebral: uma revisão sistemática e meta-análise de dados publicados e não publicados relativos a 603 838 indivíduos 2015 http://dx.doi.org/10.1016/S0140-6736(15)60295-1

3.2 Interação de múltiplos factores de risco

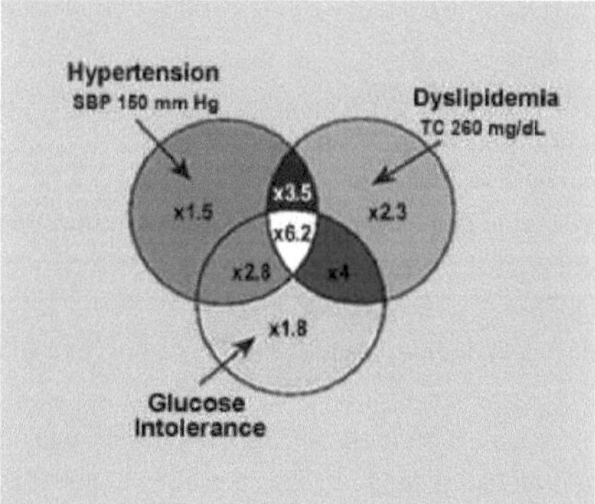

Os factores de risco interagem para multiplicar o risco

Vários factores de risco interagem para aumentar o risco de desenvolver DCV.

Risk factor	Increased risk
Hypertension	x 1.5
Raised glucose	x 1.8
Raised lipids	x 2.3
Tobacco	x 1.6
Hypertension + Glucose	x 2.8

Hypertension + Lipids	x 3.5
Glucose + Lipids	x 4
Hypertension + Glucose + lipids	x 6.2
Tobacco + Lipids	x 6
Tobacco + Hypertension	x 4.5
Tobacco + Lipids + Hypertension	x 16

Os factores de risco isolados transmitem um determinado nível de risco. Se um doente tiver mais do que um fator de risco, o que é frequente, estes interagem e amplificam o risco. Por conseguinte, é importante ter em conta todos os factores de risco de um doente e tentar abordar todos os factores de risco. O objetivo da estimativa dos factores de risco é quantificar estes efeitos e facilitar as decisões de gestão. O risco total deve ser gerido.

Referências:

- http://www.ncqa.org/portals/0/Publications/Quality%20Profiles/CHAP6_FI G1.gifh
- Ebrahim Intervenções nos factores de risco múltiplos para a prevenção primária da doença coronária Cochrane Database Syst Rev 2000; (2): CD001561

3.3 Quais destes factores de risco aborda na prática? Deve refletir sobre a forma prática de explorar o risco cardiovascular com os doentes.

Tomemos como exemplo os 4 doentes apresentados abaixo.

Enumere quais os factores de risco que teria em conta ao consultar estes doentes:

Um homem de 40 anos com tosse.

Um homem de 20 anos com uma dor de cabeça.

Uma mulher de 39 anos que procura cuidados de maternidade.

Uma mulher de 50 anos com dores no peito.

Pondere-as e discuta eventualmente com um colega se considera importante explorar os factores de risco cardiovascular com o doente e, caso contrário, se considera oportuno explorar os factores de risco cardiovascular com o doente. Escreva o que

O que faria pessoalmente com cada doente. Pode ser útil numa prática futura.

Vinhetas de casos

Considere agora 4 vinhetas de casos. Considere as caraterísticas clínicas de cada caso e determine se o doente tem um risco elevado ou baixo de DCV. Escreva a razão que o levou a fazer essa avaliação.

Caso 1

Mulher de 55 anos de idade vem à consulta para repetir a receita. Hipertensa há 5 anos, sem causa descoberta. Vai regularmente ao médico e o controlo da tensão arterial é fraco. Nunca fumou. Tensão arterial 179/98 mm Hg. Exame de urina ++ proteínas. Fundoscopia - AV nipping. Creatinina elevada. A tomar Amilodipina 5mgm por dia.

Caso 2

Mulher de 30 anos com diabetes tipo 1 desde a infância. Diabetes bem controlada HbA1c = 6,0% (não-diabéticos <6,0%, diabéticos têm como objetivo 6,5% a 7,5%). Não fumador. TENSÃO ARTERIAL 110/70. Perfil lipídico: Colesterol total 4,0 mmol/l Colesterol HDL 1,3 mmol/l.

E se este doente tivesse diabetes tipo 2?

Caso 3

Homem de 62 anos, padeiro, com diabetes tipo 2, a tomar Glicazida. Fumador 15 cigarros/dia, excesso de peso, álcool 56 unidades/semana. TA 138/78 (há 3/12), 164/72 (há 1/12), 168/104 (há 2/52).

Colesterol total 6,3 mmol/l, HDL 0,9 mmol/l. Glicose em jejum 15 mmol/l.

Caso 4

Homem de 30 anos, empregado de escritório. Não fumador, álcool 28 unidades/semana. Tensão arterial 138/78 (há 3/12), 164/72 (há 1/12), 160/90 (há 2/52). Colesterol total 5,1 mmol/l, HDL 1,7 mmol/l.

Referência:

- Estudos de casos: Dr. Neil Chapman Centro de Saúde Circulatória Colégio Imperial de Londres

Um médico de cuidados primários do Reino Unido observou que cada consulta com um doente era uma oportunidade para praticar medicina preventiva, para além de tratar a doença que o afectava. Se todos nós, médicos, fizermos isto sempre que possível, dentro dos limites dos nossos recursos, poderemos melhorar a saúde dos nossos doentes.

O que é que se pode fazer?

Considerar, quais são as condições locais no Reino Unido em relação ao risco de DCV e como estas podem ser modificadas?

Pense na forma como os factores causais se relacionam com a gestão do risco de DCV, nos problemas que poderá ter de enfrentar ao dedicar-se a este tipo de trabalho e pense em soluções práticas para esses problemas. Anote-as para referência futura.

Recorde-se que o risco de DCV é o produto da interação de vários factores de risco. O objetivo da estimativa dos factores de risco é quantificar os seus efeitos e facilitar as decisões lógicas de gestão.

3.4 Objectivos para a prevenção das doenças cardiovasculares

- deixar de consumir tabaco, reduzir a quantidade fumada ou não iniciar o hábito.
- fazer escolhas alimentares saudáveis.
- ser fisicamente ativo.
- reduzir o índice de massa corporal para menos de 25 kg/m^2 e o rácio cintura-quadril para menos de 0,8 nas mulheres e 0,9 nos homens (estes valores podem ser diferentes para grupos étnicos diferentes).
- reduzir o consumo semanal de álcool para 14 unidades para homens e mulheres.
- redução da tensão arterial para menos de 140/90 mmHg.
- redução do colesterol no sangue para menos de 5 mmol/l ou 190 mg/dl.
- redução do colesterol LDL para menos de 3,0 mmol/l ou 115 mg/dl.
- controlo da glicemia, especialmente nas pessoas com glicemia de jejum alterada e tolerância à glicose diminuída ou diabetes.

Em resumo

Neste capítulo, tem:

- Reforçou os seus conhecimentos sobre nove factores de risco cardiovascular modificáveis e quatro não modificáveis.
- Reflectiu sobre quais os factores de risco, caso existam, que aborda nas suas práticas médicas actuais.

- Começou a pensar em estratificar os doentes como de alto risco ou de baixo risco com base nas apresentações clínicas em vinhetas de casos.
- Começou a considerar quais os indivíduos que podem beneficiar de uma mudança de comportamento e de estilo de vida.
- Começou a considerar questões locais no Reino Unido que podem afetar a sua capacidade de se envolver na prevenção da DCV.
- Reconhecimento da necessidade de gerir sempre o risco total. Por exemplo, se uma pessoa não pode deixar de fumar, então, para reduzir o risco, deve concentrar-se numa gestão mais ativa da pressão arterial elevada e/ou dos lípidos elevados.

CAPÍTULO 4

4. Avaliação do risco clínico de DCV

Pontos-chave

- As etapas envolvidas na avaliação clínica de pacientes para DCV.
- O conceito de quantificação e comunicação do risco cardiovascular aos doentes.

Objectivos

- Descrever uma abordagem lógica para a avaliação do risco cardiovascular, sob a forma de história, exame e investigações.
- Sentir-se confiante na utilização de ferramentas de cálculo de risco como o QRISK2 e/ou o HeartScore.
- Compreender a forma como as pontuações de risco influenciam a gestão clínica e a importância de uma comunicação clara do risco aos doentes.

4.1 Porque é que a avaliação do risco clínico é importante?

Apesar da consciencialização de que a DCV é um problema social e de saúde grave, muitos doentes em risco continuam por diagnosticar. Muitos dos que são diagnosticados são mal geridos e apresentam poucas ou nenhumas melhorias nos seus níveis de risco ao longo do tempo.

Um estudo exaustivo recente efectuado em clínica geral demonstrou a necessidade de melhorar a avaliação e o tratamento para a prevenção da DCV. Apenas um terço de todos os pacientes do estudo estava a receber o tratamento ideal.

Referência:

- ➢ Sheppard Oportunidades perdidas na prevenção de DCV nos cuidados primários Br J Gen Pract 2014; 64:28-29

4.2 Quais são os factores de risco para as doenças cardiovasculares?

Para considerarmos a avaliação do risco clínico, temos de saber claramente quais são os factores de risco que vamos avaliar.

Estes factores de risco são resumidos a seguir:

Factores de risco fixos: Idade, género, etnia, antecedentes familiares.

Factores de risco modificáveis: Tabagismo, Álcool, Dieta, Peso, Atividade física, Stress, Pressão arterial, Lípidos, Diabetes.

Referência:

- ➢ Federação Mundial do Coração Ficha informativa Factores de risco das doenças cardiovasculares 2015

4.3 Quais são os objectivos da avaliação do risco cardiovascular?

- Reduzir a incidência de doenças cardiovasculares na comunidade.
- Identificar os indivíduos em risco.
- Para melhorar a qualidade de vida.
- Melhorar a esperança de vida.
- Reduzir o impacto económico das doenças cardíacas crónicas e dos acidentes vasculares cerebrais.
- Devem ser considerados tanto os factores de risco fixos como os modificáveis. A redução do seu

efeito é um elemento-chave dos cuidados de saúde primários e um elemento em que todos os profissionais de saúde dos cuidados primários têm um papel a desempenhar.

Referência:

- http://cks.nice.org.uk/cvd-risk-assessment-and-management 2014

4.4 Quem precisa de uma Avaliação do Risco Cardiovascular?

Aqui mostramos-lhe quem deve fazer uma avaliação do risco cardiovascular.

- A avaliação dos riscos deve ser proposta por rotina a todos os doentes que se sabe estarem em risco acrescido, ou seja, a todas as pessoas com:
- Hipertensão.
- Diabetes tipo 2.
- Uma forte história familiar de DCV.
- Deve também ser oferecida, quando surgir a oportunidade, a todos os adultos com idades compreendidas entre os 40 e os 75 anos, como parte dos seus cuidados de saúde primários gerais.

Referência:

- Healthcare Improvement Scotland sign 97 estimativa de risco e prevenção de doenças cardiovasculares 2013

4.5 Quem não precisa de uma avaliação do risco cardiovascular? Certos grupos da população não necessitam de uma avaliação de risco.

A avaliação do risco não é necessária em indivíduos saudáveis com menos de 40 anos de idade ou em pessoas que já se sabe terem um risco elevado (acima de 20% de risco), ou seja, aqueles que:

- Tiverem 85 anos ou mais.
- Têm DCV estabelecida. Estão na categoria de risco mais elevado.
- Ter uma hiperlipidemia familiar.
- Ter diabetes mellitus de tipo 1.
- Sofrer de doença renal crónica.

Referência:

> Resumo do conhecimento clínico NICE Avaliação e gestão do risco de DCV 2014

4.6 O que envolve a avaliação de riscos?

Imagine que está na sala de consulta com um doente de 48 anos do sexo masculino e decide efetuar uma avaliação do risco cardiovascular. O que é que faria?

Aplicar o processo clínico básico de recolha de história, exame e investigação.

História:

Em primeiro lugar, se ainda não estiverem registados, regista-se a idade, o sexo e a etnia.

Em seguida, discute-se a história do seu estilo de vida, incluindo o tabagismo, o álcool, a alimentação, o exercício físico e o stress. Discuta também os antecedentes familiares de DCV. Pergunte sobre outras manifestações, como disfunção erétil, claudicação intermitente, desconforto torácico ou dispneia aos esforços. Informe-se sobre os seus problemas médicos anteriores.

Exame físico:

- medir a altura, o peso, o perímetro da cintura, o pulso (frequência e ritmo) e a tensão arterial.
- análise da urina com um teste de imersão para deteção de proteínas e glucose.

- Dependendo da história e de outros achados, considerar um exame mais aprofundado do sistema cardiovascular, por exemplo, avaliar o tamanho do coração, os sons cardíacos, as artérias carótidas, os pulsos periféricos, o fundo da retina.

Investigação:

Tendo em conta o que precede, considere a necessidade de efetuar análises sanguíneas à função renal, à função hepática, aos lípidos, à glicose, à HbA1c e ao ECG.

Uma vez identificados todos os factores de risco, é possível utilizar uma variedade de tabelas ou calculadoras de risco cardiovascular para estimar o risco total de desenvolver DCV nos 10 anos seguintes. Um risco total de DCV igual ou superior a 20% ao longo de 10 anos é atualmente definido como risco elevado.

4.6.1 Disfunção erétil (DE)

É comum em doentes com DCV e confere um fator de avaliação de risco adicional independente para futuros eventos cardiovasculares, geralmente com um período de tempo de 3 anos entre o início da DE e a DCV. Em cerca de 25% dos casos existe uma causa psicogénica. Nos casos de causa física, podem ser factores o tabagismo, a obesidade, o álcool, a hipertensão, a diabetes, a medicação, as drogas recreativas e as doenças endocrinológicas.

Referência:

- Sociedade Europeia de Cardiologia (2012) Diretrizes europeias sobre a prevenção de doenças cardiovasculares na prática clínica (versão 2012). Jornal Europeu do Coração 33(13), 1635-1671.

4.7 O que é um historial familiar positivo?

A maioria dos factores nesta avaliação são bastante claros, mas por vezes há confusão quanto ao que deve ser considerado uma história familiar positiva. Como a DCV é tão comum, quase toda a gente tem algum grau de história familiar, mas para decidir quem está em risco acrescido, considera-se geralmente que uma história familiar positiva satisfaz um ou mais dos seguintes critérios

- Pai ou irmão que desenvolveu uma doença cardíaca ou teve um AVC antes dos 55 anos de idade.
- Mãe ou irmã que desenvolveu uma doença cardíaca ou teve um AVC antes dos 65 anos.
- Qualquer familiar de primeiro grau (pai, mãe, irmão, irmã, filho) com uma doença lipídica hereditária grave, como hiperlipidemia familiar ou hiperlipidemia familiar combinada.

Referência:

- McCusker M Family history of heart disease and cardiovascular disease risk-reducing behaviours (História familiar de doença cardíaca e comportamentos de redução do risco de doença cardiovascular). Genet Med. 2004 maio-Jun; 6(3):153-8

4.8 Estimativa do risco cardiovascular

Que calculadoras de risco estão disponíveis?

Uma vez concluída a avaliação do risco clínico, é necessária uma forma de resumir o nível de risco do doente para o registar, comunicar ao doente e tomar decisões sobre quaisquer medidas necessárias para reduzir o risco.

É possível utilizar uma variedade de tabelas ou calculadoras de risco cardiovascular para estimar o risco total de desenvolver DCV nos 10 anos seguintes. Um risco total de eventos cardiovasculares superior a 20% durante os 10 anos seguintes é atualmente definido como de alto risco. Algumas calculadoras avaliam o risco de eventos cardiovasculares, como o enfarte do miocárdio (MI); outras

avaliam o risco de morte por um evento cardíaco.
Há três pontuações principais que devem ser mencionadas:
JBS2
QRISK2
SCORE e HeartScore (disponível em várias línguas)

4.8.1 JBS2 Estimativa do risco cardiovascular

- Anteriormente recomendado pelo NICE.
- Com base nas equações de risco a 10 anos de Framingham 1991.
- Calcula o risco de eventos cardiovasculares.

O JBS2 (The Joint British Societies' guidelines) foi desenvolvido no Reino Unido para ser utilizado em todos os adultos com mais de 40 anos sem antecedentes de DCV ou diabetes que não estejam já a fazer tratamento para a tensão arterial ou para os lípidos e em adultos com menos de 40 anos com antecedentes familiares de DCV prematura. Deve ser utilizado uma vez de 5 em 5 anos.
Os factores de risco incluídos no sistema de pontuação do JBS2 são
Idade (por década), Sexo, Tabagismo, Diabetes, Pressão arterial sistólica, Hipertrofia ventricular esquerda, Rácio entre o colesterol total e o colesterol HDL. As versões mais recentes podem ajustar o risco com base na obesidade central, na origem étnica do Sul da Ásia e na glicemia de jejum alterada.

JBS2 Risk Prediction Charts

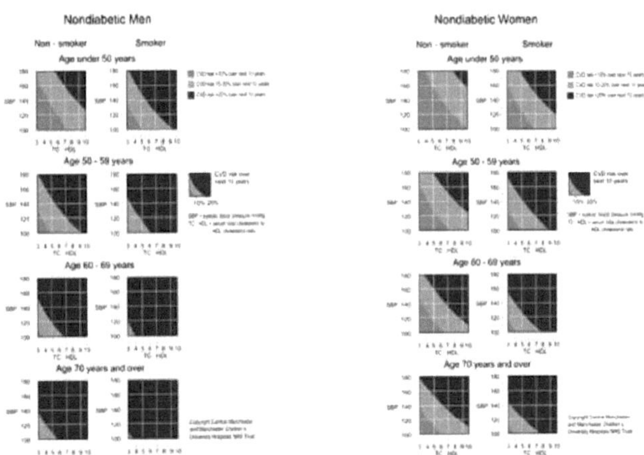

A JBS2 é uma calculadora em papel e utiliza gráficos de previsão de risco codificados por cores, como mostrado acima.
Depois de avaliar os factores de risco do doente, pode escolher o gráfico adequado e fornecer uma pontuação para estimar o risco de desenvolvimento de DCV nos próximos 10 anos.
Referência:

- www.bhsoc.org

4.8.2 Calculadora de risco de DCV QRISK2
Atualmente preferido pelo NICE.
O QRISK2 Score é uma calculadora de risco que pode ser utilizada no computador, ipad ou iphone.

Calcula o risco de eventos cardiovasculares.

Trata-se de um desenvolvimento de um anterior QRISK1 Score que foi originalmente desenvolvido e validado em grandes bases de dados de clínica geral no Reino Unido, utilizando dados de três milhões de pacientes.

O QRISK1 inclui os mesmos factores de risco que o JBS2, ou seja, idade, sexo, tabagismo, pressão arterial sistólica e rácio de colesterol total/HDL, mas também inclui:

- índice de massa corporal.
- história familiar de DCV.
- privação social (pontuação de Townsend baseada em agregados familiares sem carro, agregados familiares sobrelotados, agregados familiares não ocupados pelo proprietário, pessoas desempregadas).
- utilização de tratamento anti-hipertensivo.

Para além dos factores de risco do QRISK1, o QRISK2 também inclui

- etnia (auto-atribuída) ^M Várias condições associadas ao risco cardiovascular (incluindo diabetes de tipo 2 diagnosticada, hipertensão tratada, artrite reumatoide, doença renal e fibrilhação auricular).
- interações entre a idade e a pontuação de privação, o índice de massa corporal, a pressão arterial sistólica, os antecedentes familiares, o tabagismo, a hipertensão tratada, o diagnóstico de diabetes tipo 2 e a fibrilhação auricular.

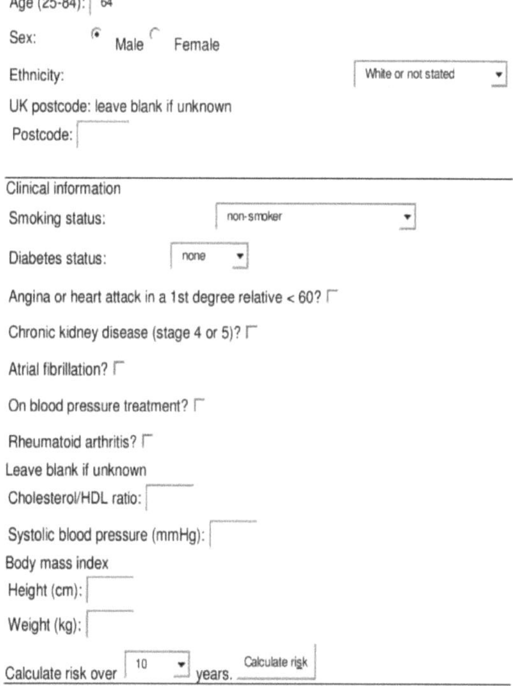

Age (25-84): 64

Sex: Male Female

Ethnicity: White or not stated

UK postcode: leave blank if unknown

Postcode:

Clinical information

Smoking status: non-smoker

Diabetes status: none

Angina or heart attack in a 1st degree relative < 60?

Chronic kidney disease (stage 4 or 5)?

Atrial fibrillation?

On blood pressure treatment?

Rheumatoid arthritis?

Leave blank if unknown

Cholesterol/HDL ratio:

Systolic blood pressure (mmHg):

Body mass index

Height (cm):

Weight (kg):

Calculate risk over 10 years. Calculate risk

Os seus resultados

O seu risco de sofrer um ataque cardíaco ou um acidente vascular cerebral nos próximos 10 anos é de:

13.5%

Por outras palavras, numa multidão de 100 pessoas com os mesmos factores de risco que você, é provável que 14 tenham um ataque cardíaco ou um AVC nos próximos 10 anos.

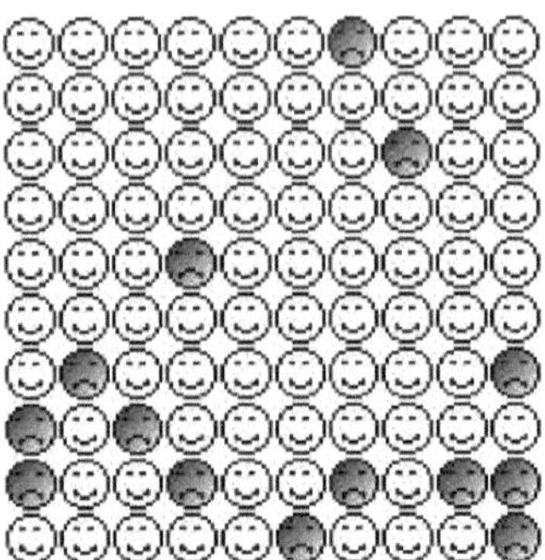

Risk of heart attack or stroke

A sua pontuação foi calculada com base em dados estimados, uma vez que algumas informações foram deixadas em branco.

O seu índice de massa corporal foi estimado em 27,3 kg/m .^{2}

Como se compara a sua pontuação a 10 anos?

A sua pontuação

A sua pontuação no QRISK a 10 anos® 2 13,5%

A pontuação de uma pessoa saudável com a mesma idade, sexo e etnia* 12,6%

Risco relativo** 1.1

O seu QRISK® Coração saudável Idade*** 66

1 Esta é a pontuação de uma pessoa saudável da sua idade, sexo e grupo étnico, ou seja, sem indicadores clínicos adversos e com uma taxa de colesterol de 4,0, pressão arterial sistólica de 125 e IMC de 25.

2 * O seu risco relativo é o seu risco dividido pelo risco de uma pessoa saudável.

3 ** A sua idade de coração saudável QRISK® é a idade em que uma pessoa saudável do seu sexo e etnia tem a sua pontuação QRISK® 2 a 10 anos.

Referência:

- http://qrisk.org

4.8.3 SCORE e HeartScore

O SCORE (Systematic COronary Risk Evaluation) é um sistema em papel semelhante ao JBS2 desenvolvido pela Sociedade Europeia de Cardiologia (ESC) com base em dados de 12 estudos de coorte europeus. Está disponível em 17 línguas.

O HeartScore é a versão interactiva do SCORE. A estimativa de risco do SCORE baseia-se no género, idade, tabagismo, pressão arterial sistólica e colesterol total. Está disponível em várias línguas, incluindo o russo.

Note que as calculadoras Score e HeartScore dão uma pontuação em termos de risco de dez anos de

DCV FATAL.

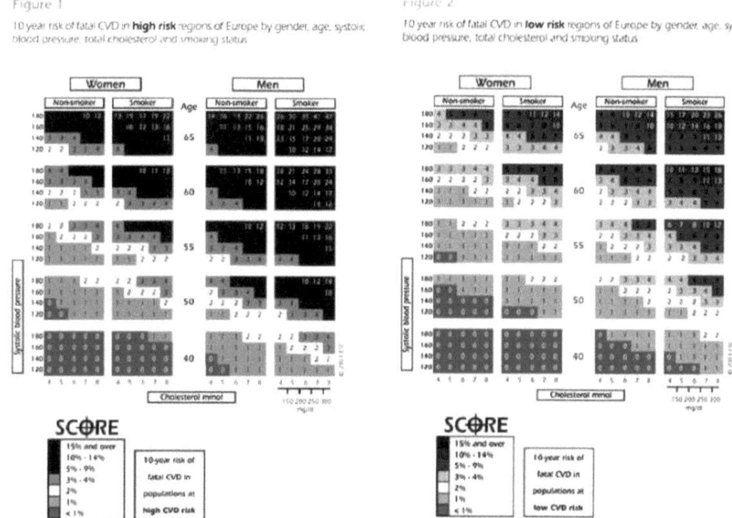

Estão disponíveis duas versões do SCORE Chart. Uma é para os países listados pela Sociedade Europeia de Cardiologia como tendo baixo risco de DCV e a outra para os países considerados de alto risco (que inclui a Rússia).

Tomemos novamente o exemplo do nosso homem fumador de 48 anos e atribuamos-lhe um colesterol de 7,0 e uma tensão arterial sistólica de 160.

Assim, utilizando o gráfico:

1. encontrar a célula mais próxima dos valores de idade, colesterol e tensão arterial do doente;
2. verificar os qualificadores;
3. estabelecer o risco total a 10 anos de DCV fatal.

A utilização do gráfico para avaliação do risco dá uma estimativa de risco mais baixa do que a utilização do QRISK, uma vez que o SCORE apenas avalia a DCV fatal e o QRISK todos os eventos de DCV.

Estimativa de risco utilizando o SCORE: Qualificadores

As tabelas devem ser utilizadas tendo em conta os conhecimentos e a apreciação do médico, especialmente no que respeita às condições locais.

Tal como acontece com todos os sistemas de estimativa de risco, o risco será sobrestimado em países com uma taxa de mortalidade por DCV em queda, e subestimado se esta estiver a aumentar.

Numa determinada idade, o risco parece ser menor para as mulheres do que para os homens. Este facto é enganador, uma vez que, em última análise, morrem mais mulheres do que homens de DCV. Uma inspeção dos gráficos mostra que o seu risco é meramente adiado por 10 anos.

O risco pode ser mais elevado do que o indicado no gráfico:

- Indivíduos sedentários ou obesos, especialmente aqueles com obesidade central.
- Pessoas com um forte historial familiar de DCV prematura.
- Os socialmente desfavorecidos.
- Diabéticos. O risco pode ser 5 vezes superior nas mulheres com diabetes e 3 vezes superior nos homens com diabetes em comparação com os que não têm diabetes.

- Pessoas com colesterol HDL baixo ou triglicéridos elevados.
- Indivíduos assintomáticos com evidência de aterosclerose pré-clínica, por exemplo, um índice tornozelo-braquial reduzido ou em imagens como a ecografia carotídea ou a tomografia computorizada.

Pontuação do coração
O HeartScore é a versão interactiva em linha do SCORE.
Tal como o SCORE, estima o risco a 10 anos de eventos cardiovasculares fatais com base em
Sexo, idade, tabagismo, pressão arterial sistólica, colesterol total.
Recentemente, foram incluídos o HDL, o IMC e a função "idade de risco"[1] .
(A função "idade de risco" determina a idade teórica de uma pessoa exposta à mesma gama e nível de factores de risco ^M isto ajudará os doentes a compreender rapidamente a sua exposição ao risco global de DCV).
No entanto, por ter uma funcionalidade interactiva, o HeartScore também oferece:
Gestão do historial e dos progressos do doente, gestão da lista de doentes, visualização gráfica do risco absoluto de DCV, visualização gráfica da contribuição dos factores de risco para o risco total, ligações para as orientações europeias sobre a prevenção da DCV na prática clínica, aconselhamento de doentes para impressão. O acesso é gratuito para os profissionais de saúde.

Referência:

- http://www.heartscore.org/Pages/welcome.aspx

O que significa o resultado do HeartScore?
No SCORE e no HeartScore, os doentes recebem uma percentagem de risco de um evento cardiovascular FATAL a dez anos. Isto é diferente de outras ferramentas de avaliação do risco que se baseiam em eventos fatais e não fatais. Isto é algo controverso, mas o argumento é que, em termos de investigação de risco, a morte é claramente um resultado definido e mensurável, ao passo que os eventos não fatais, como a angina, o enfarte do miocárdio e o acidente vascular cerebral, são definidos e medidos de forma menos rigorosa.
Assim, no SCORE e no HeartScore, um resultado de 30% significa que o doente tem 30% de hipóteses de morrer de DCV nos próximos 10 anos.
Os doentes com uma pontuação igual ou inferior a 5% são considerados de baixo risco e devem ser aconselhados a manter o seu estatuto de baixo risco.
As pessoas com um risco de 5-10% podem ser aconselhadas a modificar intensivamente o seu estilo de vida e podem beneficiar de tratamento medicamentoso.
Em geral, para as pessoas com níveis de risco de 10% ou mais, é necessário um tratamento medicamentoso, para além de uma modificação do estilo de vida.
As pessoas com um risco igual ou superior a 20% necessitam de uma modificação do estilo de vida e de tratamento medicamentoso, incluindo estatinas profilácticas.
Atualmente, discute-se se um nível de 10% de risco de todos os eventos cardiovasculares deve ser o nível a partir do qual as alterações do estilo de vida e a utilização profilática de estatinas devem ser introduzidas por rotina.
Nas pessoas com mais de 60 anos, estes limiares devem ser interpretados de forma mais branda, porque o seu risco específico para a idade (ou seja, o risco de ter um evento cardiovascular fatal com base apenas na idade) é >10%, mesmo quando os níveis de outros factores de risco cardiovascular são "normais".
Note-se que o gráfico de risco relativo a preto e branco na parte inferior do gráfico SCORE pode ser

útil na identificação e aconselhamento de jovens, mesmo que os níveis de risco absoluto sejam baixos. Este aspeto será novamente abordado quando explicarmos em pormenor o risco absoluto e o risco relativo.

Referência:

- European Heart Journal, 2003, 24; 987-1003

4.9 Risco absoluto e relativo

O que são riscos absolutos e relativos?

O risco absoluto de uma doença é o risco de desenvolver a doença num determinado período de tempo. Todos nós temos um risco absoluto de desenvolver várias doenças, como doenças cardíacas, cancro, AVC, etc.

O mesmo risco absoluto pode ser expresso de diferentes formas. Por exemplo, digamos que tem um risco de 1 em 10 de desenvolver uma determinada doença durante a sua vida. Também se pode dizer que é um risco de 10% ou um risco de 0,1 - consoante se utilizem percentagens ou decimais.

O risco relativo é utilizado para comparar o risco em dois grupos diferentes de pessoas. Por exemplo, fumadores e não fumadores ou diabéticos e não diabéticos.

Um exemplo pode ilustrar melhor este facto:

Se, com base na investigação, soubermos que 6 em cada 100 FUMADORES (6%) desenvolverão a doença X, mas apenas 4 em cada 100 NÃO-FUMADORES (4%) desenvolverão a doença X.

O RISCO ABSOLUTO (RA) de desenvolver a doença X é de 6 em 100 para os fumadores e de 4 em 100 para os não fumadores.

Por outras palavras, comparando os fumadores com os não fumadores, o risco de desenvolver a doença X é 50% maior em relação aos fumadores (6 - 4 / 4 x 100).

Os fumadores têm, portanto, um RISCO RELATIVO de 50%.

Repare que uma diferença de 50% parece mais impressionante do que a Redução Absoluta do Risco (ARR), que é de 2% (4%-2%), embora ambos os números descrevam a mesma diferença.

Referência:

- Blogue científico do Cancer Research UK Risco absoluto versus risco relativo - dar sentido às histórias dos media 2013

4.9.1 Avaliação do risco relativo

O gráfico de risco relativo incluído no HeartScore pode ser utilizado para mostrar aos jovens com risco absoluto baixo que, relativamente a outros do seu grupo etário, o seu risco pode ser muitas vezes superior ao esperado. Isto pode ajudar a motivar mudanças no estilo de vida e a tomar decisões sobre quando iniciar a medicação.

Um problema na avaliação do risco em pessoas mais jovens (com menos de 50 anos) é o facto de um risco absoluto baixo poder ocultar um risco relativo ou ao longo da vida muito elevado.

Note-se que este gráfico mostra o risco RELATIVO e não o risco absoluto. Os riscos são RELATIVOS a 1 na caixa inferior esquerda. Assim, uma pessoa na caixa superior direita tem um risco 12 vezes superior ao de uma pessoa na caixa inferior esquerda.

Referência:

- http://www.heartscore.org/Pages/background.aspx

4.9.2 Avaliação da idade de risco

O HeartScore também inclui agora uma função de "idade de risco" que determina a idade teórica de uma pessoa exposta à mesma gama e nível de factores de risco. Por exemplo, pode mostrar a um fumador de 40 anos que o seu fator de risco, embora relativamente baixo (3%), é o mesmo que o de um homem de 60 anos que não fuma. Isto pode ajudar os doentes a compreender rapidamente a sua exposição ao risco global de DCV.

Referência:

- http://www.ncbi.nlm.nih.gov/pubmed/22626902

4.10 Calculadores de risco alternativos propostos

Nenhuma das calculadoras de risco existentes é perfeita. Todos eles subestimam ou sobrestimam os riscos. Muitos investigadores e clínicos estão a procurar marcadores de risco mais específicos. Uma proposta recente é apresentada aqui.

As Equações de Risco de DCV de Coortes Agrupadas baseiam-se em dados facilmente disponíveis para consultores de cuidados primários que podem ser implementados na prática clínica. Não utilizam o algoritmo de Framingham, mas são derivadas de coortes baseadas na comunidade e estimam o risco a 10 anos de desenvolver os primeiros eventos de DCV, enfarte do miocárdio fatal ou não fatal e acidente vascular cerebral fatal ou não fatal. Assim, têm em conta a diversidade étnica.

Referências:

- Diretriz ACC/AHA sobre a avaliação do risco CV: Um relatório do American College of Cardiology & American Heart Association Task Force on Practice Guidelines 2013
- Cooney Valor e limitações das pontuações existentes para avaliação do risco cardiovascular Jour Am Coll Card Vol 54, Issue 14 2009 1209-1227

4.11 Novos marcadores de risco

De seguida, apresentamos algumas alternativas possíveis de marcadores de risco cardíaco. Nenhum deles foi ainda considerado adequado para utilização de rotina na avaliação do risco clínico na população em geral.

Cálcio da artéria coronária (CAC)

Proteína C reactiva (PCR)

Fibrinogénio

Lipoproteínas

Homocisteína

NT ProBPN

Retinol plasmático

Marcador genético

Espessura íntima-média da carótida (avaliada por ecografia ou ressonância magnética)

Índice tornozelo-braquial

Referências:

- Qureshi Introdução dos testes genéticos para a DCV nos cuidados primários Br J Gen Pract 2014; 64:234-235
- Comparison of Novel Risk Markers for Improvement in Cardiovascular Risk Assessment in Intermediate-Risk Individuals (Comparação de Novos Marcadores de Risco para Melhoria da Avaliação de Risco Cardiovascular em Indivíduos de Risco Intermediário) JAMA. 2012; 308(8):788-795

4.12 Informar os doentes sobre os seus riscos para a saúde

Um grande desafio na medicina preventiva é como informar os doentes sobre os seus riscos para a saúde e os benefícios das possíveis opções de tratamento de uma forma que eles compreendam, recordem e cumpram. Referência:

- Health affairs 30, no. 4 (2011): the people-to-people health foundation, inc

4.13 Literacia em saúde

A literacia em saúde é a capacidade de um indivíduo ler, compreender e utilizar a informação sobre cuidados de saúde para tomar decisões e seguir instruções de tratamento.
Trata-se de uma área de investigação relativamente nova, mas os dados obtidos no Reino Unido e nos EUA revelam níveis surpreendentemente baixos de literacia e numeracia no domínio da saúde.
Apresentar o risco relativo em vez do risco absoluto é uma opção útil para discutir o risco de DCV, especialmente com adultos jovens.
Referência:

- OMS. Nota de referência: Reunião preparatória regional sobre a promoção da literacia em saúde [Internet]. UN ECOSOC, 2009

4.14 Apresentação do risco aos doentes Os doentes precisam de saber:

- Qual é o meu risco de desenvolver DCV?
- O que é que posso fazer para reduzir o risco?
- Qual será a sua eficácia?

Qual a melhor forma de apresentar o risco?

- Manter as coisas claras e simples.
- Utilizar gráficos e imagens.
- Apresentar no contexto das coisas do quotidiano.
- Dar uma perspetiva adequada.

"A má notícia é que o seu risco duplicou - a boa notícia é que passou de um em um milhão para dois em um milhão".
O risco pode ser comunicado por:

- palavras como "o seu risco é elevado" ou "isto não é bom para a sua saúde
- números - percentagens absolutas, percentagens relativas, frequências naturais.
- formatos visuais - imagens, gráficos, diagramas de barras, gráficos de pizza.
- ou através de uma combinação destes métodos.

Embora não haja provas claras sobre qual o melhor formato para comunicar o risco de forma mais eficaz, estudos recentes sugerem que a utilização de frequências naturais, formatos gráficos (por exemplo, gráficos de barras) e combinações destes são mais eficazes do que as percentagens ou uma comunicação puramente verbal do risco.
O médico deve também ter em conta o facto de a compreensão e a capacidade dos doentes para cumprirem os conselhos serem influenciadas por factores como a idade, a educação, a literacia, a numeracia e os antecedentes culturais e socioeconómicos.
Há cada vez mais provas de que o envolvimento dos doentes na tomada de decisões tem efeitos positivos em termos de satisfação dos doentes, de adesão e até de resultados em termos de saúde. Os doentes procuram cada vez mais uma participação mais ativa nas decisões relativas aos cuidados de saúde e desejam uma mudança no sentido de um diálogo significativo com os seus médicos.
Referência:

- Comunicar o risco BMJ 2012; 344:e3996

4.15 Barreiras à avaliação dos riscos

- Simplificação excessiva.
- Má compreensão do doente.
- Falta de tempo.
- Possível sobrestimação do risco.
- Possível utilização incorrecta da terapia médica.
- Custos de saúde mais elevados.

Discutimos a razão pela qual a avaliação do risco é importante e algumas das ferramentas disponíveis para nos ajudar. Também mostrámos como estas podem ser utilizadas no contexto clínico.

No entanto, sabe-se que há uma série de obstáculos à aplicação das actuais avaliações de risco na prática clínica.

Um inquérito realizado a médicos de clínica geral e internistas que trabalham na prática clínica em duas regiões suíças revelou que 74% raramente ou nunca utilizavam gráficos de previsão de DCV devido ao receio de uma simplificação excessiva do risco

avaliação e a convicção de que a informação numérica resultante das regras de previsão é frequentemente inútil para a tomada de decisões clínicas.

Sabemos também que os doentes podem ter uma compreensão limitada das tabelas de risco e da forma como o risco se relaciona com o desenvolvimento da doença.

A duração das consultas de rotina dos doentes oferece muitas vezes pouco tempo para discussão e a avaliação dos riscos é mais um item a ocupar o tempo limitado.

Existem também preocupações quanto à sobrestimação do risco nas populações nacionais, o que pode levar a uma utilização excessiva da terapêutica médica. Os resultados de um estudo norueguês sugerem que a utilização rotineira da avaliação SCORE duplicaria o número de indivíduos que necessitam de medicamentos para a prevenção primária da DCV e, por conseguinte, possivelmente aumentaria o número de pessoas que desenvolvem efeitos secundários graves da medicação. O aumento do número de doentes que recebem medicamentos pode resultar em custos de saúde mais elevados.

No entanto, os economistas da saúde argumentam que, ao reduzir o risco de DCV, se deveria conseguir uma poupança a longo prazo nos custos dos cuidados de saúde, reduzindo os níveis globais de DCV na comunidade.

Referência:

➢ Crosson Percepções dos médicos sobre as barreiras ao controlo dos factores de risco de DCV em doentes com diabetes: estudo (TRIAD). J Am Board Fam Med. 2010 Mar-Abr; 23(2):171-8

Em resumo

Neste capítulo, discutimos as etapas envolvidas na avaliação clínica de doentes para DCV e o conceito de quantificação e comunicação do risco cardiovascular.

Agora deve ser capaz de o fazer:

- Descrever uma abordagem lógica para avaliar o risco cardiovascular, sob a forma de história, exame e investigações.
- Sentir-se confiante na utilização de ferramentas de cálculo de risco, como o HeartScore e/ou o QRISK2.
- Compreender como as pontuações de risco influenciam a gestão clínica e a importância de uma comunicação clara com os doentes.

- Reconhecer que as pessoas com DCV estabelecida necessitam de atenção imediata e intensiva a todos os factores de risco.

Ao incorporar estes controlos simples na rotina dos cuidados de saúde primários, é possível, com o tempo, fazer uma diferença real em termos de redução da morbilidade e da mortalidade por DCV.

Jogo de papéis de avaliação de riscos

Organize agora uma dramatização de avaliação de riscos com os seus colegas. Um de vós, homem ou mulher, desempenha o papel de médico e o outro o de doente.

Vinheta de caso

Homem de 55 anos. Fuma 30 cigarros por dia. Não é diabético. Colesterol total 5,9 mmol/l. Colesterol HDL 1,3 mmol/l. Tensão arterial sistólica 125 mm Hg.

Que conselhos lhe daria e como o trataria?

CAPÍTULO 5

Modificações do estilo de vida

5. Fumar

Pontos-chave

- A nível mundial, o tabagismo é a principal causa evitável de doença e morte.
- O tabaco é provavelmente o fator de risco modificável mais importante para as doenças cardiovasculares.
- A maioria dos fumadores afirma que gostaria de deixar de fumar.
- Os conselhos de cessação podem ajudá-los a deixar de fumar.
- Os médicos de cuidados primários estão numa posição única para incentivar os doentes a deixarem de fumar.

Neste capítulo, debruçamo-nos sobre o tabagismo. Consideraremos a forma como o tabagismo afecta a saúde cardiovascular e geral, a prevalência do tabagismo no Reino Unido e os efeitos sobre a mortalidade.

Em seguida, analisaremos em profundidade a forma como os médicos de clínica geral/profissionais de saúde podem ajudar os seus pacientes a deixar o hábito, utilizando uma fórmula de "melhores práticas" para intervenções breves.

O objetivo deste capítulo é promover a saúde cardiovascular dos seus pacientes, educando-os sobre o tabagismo.

Os objectivos são os seguintes:

- Rever os riscos de desenvolver DCV devido ao tabagismo.
- Ser capaz de avaliar a dependência do doente e a sua vontade de deixar de fumar.
- Para saber mais sobre os adjuvantes da cessação tabágica.
- Encorajar os seus pacientes a alterar o seu comportamento e a modificar o seu estilo de vida.

5.1 Tabagismo - Factos essenciais

- A nível mundial, o tabagismo é a principal causa evitável de doença e morte. Mata anualmente seis milhões de pessoas em todo o mundo. Em cada 6,5 segundos morre alguém devido ao consumo de tabaco. Para além de causar doenças cardíacas, doença pulmonar obstrutiva crónica (DPOC) e cancro do pulmão, o tabaco tem a capacidade de prejudicar todos os órgãos do corpo.
- As pessoas que começam a fumar na adolescência e continuam a fazê-lo durante duas décadas ou mais morrem 20 a 25 anos mais cedo do que aquelas que nunca fumaram.
- Uma mulher fumadora tem um maior risco de desenvolver DCV do que um homem fumador.
- O tabagismo passivo (tabagismo passivo) também leva a um aumento do risco de DCV.

No entanto, fumar é um comportamento modificável e deixar de fumar traz benefícios imediatos e a longo prazo para a saúde. A maior parte dos fumadores diz que gostaria de deixar de fumar, mas a maioria não sabe como o fazer e não tem a motivação e os conhecimentos necessários para o conseguir. O aconselhamento para deixar de fumar pode ajudar e os médicos dos cuidados primários estão numa posição única para incentivar os seus doentes a deixarem de fumar. As linhas de cessação, as terapias farmacológicas e as terapias comportamentais são intervenções eficazes.

Referência:

- http://www.ash.org.uk/files/documents/ASH_113.pdf

5.2 Dependência de nicotina

- Os factores genéticos podem influenciar a resposta de receptores específicos no cérebro a doses elevadas de nicotina.
- Influência doméstica e dos pares. As crianças com familiares e amigos fumadores têm maior probabilidade de fumar.
- Fumar na televisão, no cinema e no palco incentiva o consumo de tabaco.
- Quanto mais jovem se começa a fumar, maiores são as probabilidades de se tornar um grande fumador.
- As pessoas que sofrem de depressão, esquizofrenia e PTSD são mais susceptíveis de fumar.
- As pessoas que bebem álcool e os consumidores de drogas ilegais têm maior probabilidade de fumar.

5.2.1 Efeitos nocivos da nicotina

Provoca alterações de humor, actuando como estimulante ou relaxante. Aumenta o ritmo cardíaco, aumenta a tensão arterial, provoca vasoconstrição e agrava a diabetes.

Referência:

- Psicologia hoje
https://www.psychologytoday.com/conditions/nicotine 2014

5.3 Tabagismo

- A mortalidade por DCV aumenta com a idade e com o aumento da quantidade de tabaco fumado. O risco aumenta se uma pessoa tiver começado a fumar em criança.
- O risco aumenta se o fumador for uma mulher. Se uma mulher fuma 3 a 5 cigarros por dia, duplica o risco de ataque cardíaco. Um homem teria de fumar 6 a 9 cigarros por dia para duplicar o seu risco.
- Há certas pessoas que são mais susceptíveis aos efeitos do tabaco. Cerca de 25% da população tem um gene que aumenta até quatro vezes o risco de desenvolver doenças coronárias.
- Não devemos esquecer que as pessoas expostas ao fumo do tabaco no local de trabalho ou em casa também correm um risco acrescido devido à sua exposição (tabagismo passivo ou passivo).
- A boa notícia é que, se uma pessoa deixar de fumar, o seu risco de DCV diminui para quase o mesmo que o de um não fumador ao longo do tempo e isto acontece independentemente do tempo que a pessoa fumou.

AS PESSOAS DEVEM SER SEMPRE ENCORAJADAS A DEIXAR DE FUMAR.

Referência:

- Como o fumo do tabaco causa doenças: The Biology and Behavioral Basis for Smoking-Attributable Disease: A Report of the Surgeon General NCBI Centers for Disease Control & Prevention (US) 2010

5.4 Tabagismo passivo

O tabagismo passivo ocorre quando se respira o fumo de outras pessoas. Isto pode aumentar o risco de doenças cardiovasculares e de cancro e pode causar outros problemas de saúde, incluindo acidentes vasculares cerebrais e problemas respiratórios. O nível de mortalidade por doenças cardiovasculares nas famílias em que um membro é fumador é 20% superior ao das famílias não fumadoras. Nas famílias que consomem tabaco, uma criança tem duas vezes mais probabilidades de fumar do que numa família que não fuma. Além disso, os filhos de pais fumadores têm taxas mais elevadas de infecções respiratórias e do ouvido médio, de asma e de infecções meningocócicas.

Referência:

➢ Lightwood Declínios no enfarte agudo do miocárdio após leis antitabaco e risco individual atribuído ao fumo passivo Circulation 2009; 120:1373-1379

5.5 Fumar durante a gravidez

Riscos para a mãe: Descolamento da placenta, placenta prévia, rutura prematura das membranas, aborto espontâneo, gravidez ectópica.

Riscos para o feto, os bebés e as crianças: Desenvolvimento gestacional atrofiado, nado-morto, síndrome da morte súbita do lactente, função pulmonar reduzida e desenvolvimento pulmonar prejudicado, exacerbações de asma e bronquite, infecções agudas do trato respiratório inferior (bronquite e pneumonia), irritação respiratória (tosse, catarro, pieira), cancros infantis, fenda orofacial, possível aumento do risco de doenças alérgicas, possível aumento do risco de dificuldades de aprendizagem e perturbação de défice de atenção/hiperatividade (ADHD).

5.6 Como é que o tabaco o prejudica

A maioria das pessoas sabe que o tabaco é prejudicial, mas poucos profissionais de saúde compreendem o quão perigoso é.

O tabagismo é um dos maiores factores de risco para o desenvolvimento de DCV. Calcula-se que as doenças cardiovasculares relacionadas com o tabagismo matem mais de 600 000 pessoas por ano nos países desenvolvidos. Fumar faz o coração bater mais depressa, aumenta o risco de hipertensão, produz monóxido de carbono que danifica o endotélio dos vasos sanguíneos e acaba por provocar ataques cardíacos e acidentes vasculares cerebrais.

- Os fumadores têm 10 vezes mais risco de doença cardíaca isquémica (DCI) do que os não fumadores e têm quatro vezes mais probabilidades de morrer de doença cardíaca do que os não fumadores.
- Para além do risco de doença cardiovascular, o tabagismo aumenta o risco de desenvolvimento de muitos cancros.
- Os fumadores têm 20 vezes mais probabilidades de desenvolver cancro do pulmão do que os não fumadores. Quanto mais tempo se fuma, maior é o risco de desenvolver outros cancros: nasal e para-nasal, oral, nasofaríngeo, oro e hipofaríngeo, laríngeo, esofágico, do estômago, do pâncreas, do rim, da bexiga e da mama.
- O tabagismo também provoca enfisema e Doença Pulmonar Obstrutiva Crónica (DPOC).
- Outras doenças associadas ao tabagismo são as úlceras gástricas, a osteoporose, as doenças das gengivas e as cáries dentárias, a perda de audição, a psoríase, as cataratas e a degenerescência macular e a demência.
- Além disso, o tabagismo está associado a doenças específicas de cada género. Impotência, infertilidade e espermatozóides deformados nos homens e cancro do colo do útero, problemas de fertilidade e níveis mais baixos de estrogénios nas mulheres. As mulheres que tomam contraceptivos orais e fumam têm um risco 20% maior de sofrer um acidente vascular cerebral e uma hemorragia subaracnóidea.
- Fumar durante a gravidez aumenta o risco de aborto espontâneo, de bebés com baixo peso, de nados-mortos, de anomalias da placenta e tem um impacto negativo no desenvolvimento do feto, incluindo doenças cardíacas congénitas.

E se ainda não está convencido. Fumar também aumenta o risco de complicações da diabetes, atrasa a cicatrização de feridas e provoca rugas.

Referências:

- O Atlas do Tabaco 5ª edição Capítulo 3 Consequências para a saúde 18-19
- Edwards O problema do tabagismo BMJ 2004; 328:217219

5.7.Os benefícios de deixar de fumar Deixar de fumar traz consigo benefícios imediatos e sustentados a longo prazo.

20 minutos A tensão arterial e o ritmo cardíaco voltam ao normal.

8 horas Os níveis de nicotina e monóxido de carbono no sangue diminuem 50%, os níveis de oxigénio voltam ao normal.

24 horas O monóxido de carbono é eliminado do organismo. Os pulmões começam a limpar o muco e outros detritos.

48 horas Não há nicotina no corpo. O paladar e o olfato melhoram consideravelmente.

2-12 semanas A circulação estará a melhorar.

3-9 meses A tosse, a pieira e os problemas respiratórios melhoram à medida que a função pulmonar aumenta até 10%.

1 Ano O risco de ataque cardíaco cai para cerca de metade do de um fumador.

10 Anos O risco de cancro do pulmão cai para cerca de metade do de um fumador.

O risco de ataque cardíaco é idêntico ao de uma pessoa que nunca fumou.

Referência:

- Os benefícios de deixar de fumar Patient.co.uk http://patient.info/health/the-benefits-of-stopping-smoking 2015

5.8 Consumo de cigarros no Reino Unido

- O tabagismo é responsável por um terço de todas as mortes por DCV nas populações ocidentais.
- Em 1984, no Reino Unido, 82% dos homens e 41% das mulheres fumavam. Em 2010, este número tinha diminuído para 21% de homens e 20% de mulheres. Em 2013, 22,6% dos homens e 17,6% das mulheres eram fumadores.
- No entanto, no Reino Unido, 10 milhões de adultos ainda fumam. Os fumadores fumam em média 12,7 cigarros por dia.
- 25% dos homens com idades compreendidas entre os 25 e os 34 anos fumam, mas apenas 11% dos homens com mais de 60 anos fumam. Os números relativos às mulheres são, respetivamente, 29% e 13%.
- Em 2011, 1,5 milhões de internamentos hospitalares foram causados por doenças relacionadas com o tabagismo. 79 000 mortes em pessoas com mais de 35 anos foram causadas por doenças relacionadas com o tabaco (18% de todas as mortes nesse grupo etário). 100 000 mortes por ano são devidas a doenças relacionadas com o tabagismo.
- Em 2013, 12% dos profissionais e 29% dos trabalhadores manuais fumavam.
- A nível regional, as taxas de tabagismo variam entre 22,3% no Nordeste de Inglaterra e 17,2% no Sudeste de Inglaterra.
- As famílias do Reino Unido gastaram 18,3 milhões de libras em tabaco em 2011.
- Em 2014-2015, as receitas fiscais do Reino Unido provenientes do tabaco ascenderam a 9,5 mil milhões de libras. Em 2012-2013, as despesas do governo com medidas de prevenção do tabagismo foram de 87 milhões de libras e 58 milhões de libras em medicamentos anti-tabaco.

Referências:

- Boletim Estatístico do Gabinete de Estatísticas Nacionais Hábitos de Fumo dos Adultos na Grã-Bretanha, 2013

- NHS Health & Social Care Information Centre 2012 Estatísticas sobre o tabagismo Inglaterra 2014 http://www.hscic.gov.uk/pubs/smoking15
- Ficha informativa da ASH sobre estatísticas do tabagismo - doença e morte 2015

5.8.1 Tabaco e doenças cardiovasculares na Escócia

- Em 2010, 26% dos homens e 25% das mulheres fumavam na Escócia.
- Em 1970, a percentagem era de 46%. Em 2013, esta percentagem tinha diminuído ainda mais, passando para 23% do total da população escocesa.
- Em 2009, registaram-se 13 000 mortes por doenças relacionadas com o tabagismo na Escócia.
- A prevalência do tabagismo é mais elevada na Escócia do que em Inglaterra e no País de Gales.
- A prevalência é duas vezes mais elevada nas profissões rotineiras e manuais do que nas profissões de gestão e profissionais.
- Quatro em cada dez pessoas nas zonas mais desfavorecidas da Escócia fumam.
- Quase um terço das mortes nessas zonas são devidas ao tabagismo, em comparação com 15% nas zonas ricas.
- Desde a introdução na Escócia, em 2006, de locais públicos sem fumo, as admissões hospitalares por síndrome coronária aguda diminuíram 17% e a exposição ao fumo passivo 39%.

Referências:

- Estatísticas da British Heart Foundation sobre CHD na Escócia em 2012
- Relatório ASH Scotland 2011 e 2012
- Relatório do Observatório Escocês da Saúde Pública 2012

5.9 Medidas de controlo do tabaco no Reino Unido

- Não é permitida a venda a menores de 18 anos.
- Não é permitido fumar abaixo dos 16 anos de idade.
- A publicidade, a promoção e o patrocínio não são permitidos.
- As advertências sanitárias são obrigatórias nos maços de cigarros.
- A proibição de fumar é obrigatória nos locais de trabalho e nos locais públicos desde 2007.
- Elevados níveis de tributação que equivalem a 57% do custo.
- Campanhas anti-tabagismo.
- Medidas para limitar o contrabando de tabaco.
- Com o objetivo de reduzir, até 2015, os níveis de tabagismo entre os adultos de 21% para 18,5% da população (entre os jovens de 15 anos de 15% para 12% e entre as mulheres grávidas de 14% para 11%), o governo apresentou em 2011 as seguintes propostas
- Não exposição do tabaco nas grandes superfícies comerciais a partir de 2012 e nas pequenas superfícies comerciais a partir de 2015. As embalagens simples de cigarros deverão começar a ser utilizadas em 2016.

Referência:

- Vida saudável, pessoas saudáveis. Um plano de controlo do tabaco para Inglaterra 2011 a 2015

5.10 Porque é que as pessoas fumam?

A causa mais importante do tabagismo é, sem dúvida, a influência da publicidade e da promoção do

tabaco.
Culturalmente aceitável.
Para lidar com o stress.
Utilizar o tabaco como apoio para quando as coisas correm mal.
Desfrutar de fumar com outras pessoas como uma atividade partilhada.
Utilize o tabaco para iniciar conversas e conhecer novas pessoas.
Fumam para parecerem mais confiantes e controlados.
Pensam que os cigarros os ajudam a manter o peso baixo.
Fumam um cigarro quando se sentem aborrecidos ou sozinhos.
Fumar quando precisam de uma pausa ou de um momento para si próprios.
Exemplo e pressões dos pares.
Referência:

- http://healthliteracy.worlded.org/docs/tobacco/Unit3/1why_people_smoke .html

5.11 Porque é que deixar de fumar pode ser difícil

Pode perguntar-se: Se se sabe que fumar faz mal à saúde e que deixar de fumar pode *trazer tantos benefícios, porque é que não há mais pessoas a deixar de fumar?*
A nicotina é o componente do fumo do cigarro responsável pelas propriedades viciantes do consumo de cigarros. Tanto no sistema nervoso central como no periférico, a nicotina actua como agonista dos receptores colinérgicos ganglionares e provoca a libertação de neurotransmissores como a dopamina, a noradrenalina, a acetilcolina e a serotonina.
Deixar de fumar pode levar à abstinência e ao desejo de fumar. Estes e outros sintomas podem levar os fumadores a ter uma recaída.
Para além da dependência fisiológica, existe frequentemente uma forte dependência psicológica. O tabagismo é um comportamento adquirido complexo e um hábito fortemente enraizado. O fumador precisa de aprender competências que o ajudem a controlar o seu comportamento.
Vários dos efeitos da nicotina são vistos pelos fumadores como sendo desejáveis e podem motivar a continuação do consumo de tabaco. Por exemplo, as crenças de que fumar aumenta o humor positivo, melhora a memória, reduz a tensão e o stress e ajuda a relaxar.
As pessoas podem também ter relutância em deixar de fumar devido à perspetiva de perder um passatempo favorito, a factores ambientais que perpetuam o tabagismo ou ao medo de ganhar peso.
Referência:

- Compreender a motivação pode ser a chave para deixar de fumar. Tudo sobre o vício 2012

5.12 Deixar de fumar como um processo

A mudança de comportamento é um processo complexo que pode exigir muitas tentativas antes de ser bem sucedido. As pessoas vão desde a ausência de motivação para mudar o seu comportamento até à eventual interiorização de um comportamento saudável. Vários modelos mapeiam as mudanças que determinam o comportamento e a mudança de comportamento. Por exemplo, o modelo das Fases da Mudança descrito por Prochaska e Di Clemente, que descreve amplamente o processo de mudança, desde a não contemplação de deixar de fumar até ao pensar em deixar de fumar, à preparação e à ação (ver capítulo 2).
As pessoas nem sempre passam pelas fases de forma linear. As pessoas podem avançar ou recuar nas diferentes fases de mudança à medida que as suas atitudes em relação ao comportamento se alteram. Em cada consulta, é útil identificar o interesse do fumador em deixar de fumar nesse momento e orientar a intervenção adequada em conformidade. Passar um fumador de uma fase para uma fase

mais próxima de deixar de fumar é uma etapa de gestão "bem sucedida".

Não estão interessados em mudar: não estão atualmente a pensar em mudar ou não têm qualquer intenção de mudar de comportamento num futuro próximo. Podem não estar conscientes da existência de um problema.

O doente precisa de informação e educação para mudar de atitude.

A pensar na mudança: consciente de que existe um problema e a pensar seriamente em ultrapassá-lo, mas ainda não se comprometeu a tomar medidas. Ainda não tem a certeza se os benefícios a longo prazo compensam os custos a curto prazo.

O doente deve ponderar os prós e os contras da mudança.

Preparação para a mudança: assumiu o compromisso de começar, o que geralmente envolve o desenvolvimento de estratégias e a identificação de recursos para ajudar.

É preciso dar conselhos e encorajar.

Fazer mudanças: envolve mais tempo e energia e é frequentemente o período de maior risco de recaída.

O doente precisa de ajuda e apoio.

Manter a mudança: tentar manter o novo comportamento e resistir à tentação de recaída.

É preciso dar apoio contínuo.

Recaída: É normal passar pelas fases mais do que uma vez, uma vez que a recaída é inerente.

Embora a recaída possa ser desencorajadora, é importante considerar o que desencadeou a recaída e recomeçar o processo na fase de preparação, ação ou manutenção.

Referência:

- Velicer Aplicações do modelo transteórico: Cessação do tabagismo e gestão do stress Homeostasis; 38:216-233

5.12.1 O que os médicos de cuidados primários podem fazer para ajudar

Os médicos de cuidados primários estão numa posição única para incentivar os doentes a deixarem de fumar. O médico de cuidados primários tem claramente um papel legítimo ao perguntar a todos os doentes se fumam ou não. A pergunta não é uma invasão das escolhas de estilo de vida do doente, mas uma preocupação com o seu estado de saúde.

Além disso, o tabagismo pode aumentar o risco de resultados adversos quando combinado com medicamentos habitualmente prescritos, como a pílula contraceptiva oral e as terapias de substituição hormonal, pelo que esta interação deve ser considerada pelo médico.

Deve ser efectuada uma avaliação do empenho do indivíduo em deixar de fumar. De seguida, devem ser iniciadas intervenções breves.

As intervenções breves podem aumentar significativamente as taxas de cessação e podem ser utilizadas com todas as populações, incluindo adolescentes, mulheres grávidas, fumadores mais velhos, fumadores com co-morbilidades médicas, fumadores com doenças mentais e minorias raciais e étnicas, e podem ser aplicadas a todos os actuais consumidores de tabaco, e não apenas aos que estão dispostos a tentar deixar de fumar. Podem também aumentar a motivação para deixar de fumar naqueles que ainda não estão preparados.

O conteúdo da intervenção dependerá de uma série de factores, incluindo a vontade do indivíduo de deixar de fumar, o grau de aceitação da intervenção oferecida e as anteriores tentativas de deixar de fumar. Envolverá aconselhamento oportuno, discussão, negociação ou encorajamento e encaminhamento para um tratamento mais intensivo, se for caso disso.

O objetivo é assegurar que todos os doentes que consomem tabaco sejam identificados e que lhes seja oferecida pelo menos uma breve intervenção em cada consulta clínica.

Quando necessário, devem ser propostas outras medidas, como a farmacoterapia e o apoio comportamental, material de autoajuda e encaminhamento para um apoio mais intensivo.

5.12.2 Intervenção breve de boas práticas: Os 5As

Vamos mostrar-lhe um esquema útil para gerir os doentes fumadores através de intervenções breves. A melhor prática de intervenção breve é o modelo 5As. Este modelo de "melhores práticas" é recomendado nas diretrizes dos EUA e compreende cinco etapas principais para a realização de uma intervenção breve no contexto dos cuidados primários.

Os passos são os seguintes: (1) Perguntar ao doente se consome tabaco, (2) Aconselhá-lo a deixar de fumar, (3) Avaliar a vontade de tentar deixar de fumar, (4) Ajudar aqueles que estão dispostos a tentar deixar de fumar, e (5) Organizar um contacto de acompanhamento para continuar a apoiar e evitar recaídas.

Referência:

- Fiore MC et al. A Clinical Practice Guideline for Treating Tobacco Use and Dependence: 2008 update. Um relatório do Serviço de Saúde Pública dos EUA. Jornal Americano de Medicina Preventiva, 2008, 35, 158-176

PERGUNTE: Identificar sistematicamente todos os consumidores de tabaco em cada consulta. O primeiro passo é perguntar a todos os doentes sobre o seu consumo de tabaco e fazer uma história de tabagismo.

Como parte da sua avaliação de saúde de rotina com todos os seus doentes, deve identificar o estado de tabagismo dos seus doentes e documentar o estado. Nas consultas seguintes, verifique a situação atual dos fumadores que já deixaram de fumar. Nesta fase, pode também medir a dependência e as tentativas anteriores de deixar de fumar.

Um instrumento útil para medir o nível de dependência da nicotina é o

5.12.3 Teste de Fagerström para a dependência da nicotina (FTND)

1. Quanto tempo depois de acordar fuma o seu primeiro cigarro?

Dentro de 5 minutos 3

6-30 minutos 2

Mais de 30 minutos 0

2. Tem dificuldade em deixar de fumar em zonas de não fumadores?

Não 0

Sim 1

3. Qual o cigarro que mais detestaria deixar de fumar?

O primeiro da manhã 1

Outros 0

4. Quantos cigarros fuma por dia?

10 ou menos 0

11 a 20 1

21 a 30 2

31 ou mais 3

5. Fuma mais frequentemente nas primeiras horas depois de acordar do que durante o resto do dia?

Não 0

Sim 1

6. Fuma se estiver tão doente que passa a maior parte do dia na cama?

Não0

Sim1

O FTND é um questionário validado.

Na pontuação, os itens do FTND são somados para produzir uma pontuação total de 0-10, e a dependência pode ser pontuada da seguinte forma

0-2 Muito baixo

3-4 Baixa

5 Moderado

6-7 Alta

8-10 Muito elevado

- Pergunte: Qual foi o período mais longo em que conseguiu deixar de fumar? O que é que o ajudou nessa altura? Também é útil saber o que os levou a ter uma recaída. Porque é que falhou nas suas tentativas anteriores?
- Mesmo que o doente não fume atualmente, se for um ex-fumador, a sua saúde pode ser afetada negativamente. É importante saber quantas vezes por dia fumou, durante quanto tempo e quando deixou de fumar.
- Informe-se também sobre as tentativas anteriores de deixar de fumar (número e duração) e sobre a utilização anterior de farmacoterapia.

Referência:

- Heatherton TF, Kozlowski LT, Frecker RC, & Fagerström KO. The Fagerström Test for Nicotine Dependence: A revision of the Fagerström Tolerance Questionnaire. Brit J Addict. 1991; 86: 1119-1127

CONSELHOS: Apelar vivamente a todos os consumidores de tabaco para que deixem de fumar.

O passo seguinte é aconselhar todos os doentes que fumam a deixarem de fumar.

O conselho deve ser breve, sem juízos de valor e deve ser:

Limpo:

É importante que deixe de fumar agora e eu posso ajudá-lo.

Estou preocupado com a sua saúde e penso que deixar de fumar pode ser a melhor coisa para a sua saúde neste momento. Qual é a sua opinião sobre isto?

Forte:

Como seu médico, preciso que saiba que deixar de fumar é a coisa mais importante que pode fazer para proteger a sua saúde atual e futura. Como é que se sente em relação a isto?

Personalizado e adaptado ao indivíduo:

Pode tratar-se de uma discussão sobre sintomas e doenças cardíacas, vasculares e pulmonares, ou de um feedback sobre os resultados dos testes de função pulmonar e os efeitos do tabagismo passivo nos membros da família.

Reduzir a ingestão de alimentos enquanto se está doente não é suficiente.

O tabagismo ocasional ou ligeiro continua a ser perigoso.

Continuar a fumar piora a asma e deixar de fumar pode melhorar drasticamente a sua saúde.

Deixar de fumar pode reduzir o número de infecções do ouvido do seu filho.

Forneça ao seu doente informações exactas sobre as consequências do tabagismo e sobre a cessação tabágica, de forma a maximizar a motivação para deixar ou continuar a deixar de fumar. Verifique se o doente compreende os riscos e os benefícios e incentive-o a acreditar que pode ser bem sucedido.

Devem ser fornecidas informações sobre as terapêuticas farmacológicas que podem apoiar uma tentativa de deixar de fumar.

AVALIAÇÃO: Determinar a vontade de fazer uma tentativa de deixar de fumar.

É importante que adapte a sua abordagem aos fumadores em função da fase em que se encontram, o que implica avaliar a vontade e a disponibilidade do doente para tentar deixar de fumar.
Pergunte: Está disposto a tentar deixar de fumar?

5.12.4 Motivação para deixar de fumar
Estas perguntas podem ser utilizadas para avaliar o grau de vontade do fumador em deixar de fumar.

1. Quão importante é para si deixar de fumar completamente?

Desesperadamente importante
Muito importante
Muito importante
Não é assim tão importante

2. Até que ponto está determinado a deixar de fumar nesta tentativa?

Extremamente determinado
Muito determinado
Bastante determinado
Não tão determinado assim

3. Porque é que quer deixar de fumar?

A minha saúde está a sofrer
Preocupado com a saúde futura
É demasiado caro
Pressão de outras pessoas Pela saúde da minha família

4. Como avalia as suas hipóteses de deixar de fumar definitivamente?

Extremamente elevado
Muito elevado
Bastante elevado
Não muito elevado Baixo
Muito baixo

Referência:

- Motivação para deixar de fumar NHS Centre for Smoking Cessation & Training

http://www.ncsct.co.uk/publication_motivation-to-stop-smoking.php
ASSISTIR: Ajudar o doente a deixar de fumar.
Se o seu doente estiver disposto a tentar deixar de fumar nesta altura, felicite-o por ter tomado esta decisão e ajude-o a desenvolver um plano para deixar de fumar.

- Fixe uma data para deixar de fumar. Idealmente, a data de abandono deve ser dentro de 2 semanas.
- Identificar as razões que o levam a querer deixar de fumar.
- Verificar as suas expectativas em relação à desistência.
- O que é que se pode meter no seu caminho?
- O que é que pode fazer para se ajudar a si próprio?
- Incentivar o doente a planear com antecedência para evitar os factores de recaída:
- Antecipar e discutir os factores desencadeantes ou os desafios da próxima tentativa e a forma como o doente os vai ultrapassar com sucesso (por exemplo, fazer alterações na rotina diária habitual, retirar os produtos do tabaco de casa e do ambiente, tornar a sua casa livre de fumo, tentar evitar situações de stress).
- Determinar as situações de alto risco de recaída, perguntando Qual é o cigarro que seria mais

difícil de deixar de fumar? Em que situações é mais provável que fume?

- Incentivar o doente a limitar o consumo de álcool, uma vez que o álcool está associado à recaída.
- Recorrer ao apoio da família e ao apoio social.
- Encoraje o doente a contar à família, aos amigos e aos colegas de trabalho que está a deixar de fumar e peça a sua compreensão e apoio.
- Aumentar a motivação
- Lembre os doentes dos riscos e benefícios e sublinhe que nunca é demasiado tarde para deixar de fumar.
- Avaliar a confiança para deixar de fumar, pedindo ao doente que se auto-avalie numa escala de 1 a 10 (10 equivale a pessoas que pensam que podem/estão mais propensas a deixar de fumar do que aquelas que não pensam).
- Aumentar a auto-confiança durante todo o processo.
- Muitos doentes conseguiram deixar de fumar. Acredito que também será capaz de o fazer.
- Oferecer apoio em material impresso (folhetos e brochuras).
- Ofereça ao doente questionários para preencher em casa, a fim de identificar as razões para deixar de fumar e antecipar as zonas de perigo.
- Discutir os sintomas de abstinência e dar conselhos práticos sobre como lidar com os sintomas de abstinência.
- Descrever as terapêuticas farmacológicas que podem apoiar uma tentativa de deixar de fumar.

Referência:

- ➢ ASH Fact Sheet 7 Deixar de fumar: os benefícios e as ajudas para deixar de fumar 2014

5.13 Sintomas de abstinência e sua gestão A nicotina é uma droga viciante e de ação rápida. Quando um fumador inala, a nicotina entra na sua corrente sanguínea, atingindo o cérebro 10 segundos depois. A cessação da droga pode induzir sintomas de abstinência em alguns fumadores. Os sintomas de abstinência desenvolvem-se normalmente após 90 a 120 minutos, atingindo o seu máximo em 24 a 48 horas. Os sintomas de abstinência duram normalmente 10 a 14 dias, mas podem durar até 28 dias e, em casos raros, podem persistir durante alguns meses. Estes sintomas podem incluir:

- Desejo e vontade de fumar. Cada uma delas dura pouco tempo, mas pode ser forte. Com o tempo, as ânsias tornar-se-ão menos frequentes.
- Humor negativo e sentimentos de irritabilidade, depressão ou ansiedade.
- Dificuldade de concentração.
- Tosse ^^M isto ocorre quando os cílios do pulmão começam a funcionar novamente.
- Alteração dos padrões de sono ou sonhos invulgares. No entanto, muitas pessoas acham que dormem melhor.
- Aumento do apetite e possível aumento de peso. Nem todas as pessoas ganham peso mas, em média, o aumento de peso é de 3-4 kg.
- Dores de cabeça ocasionais.
- Problemas gastrointestinais, incluindo obstipação, diarreia e/ou náuseas.

Nem todos os fumadores apresentam sintomas de abstinência, mas a medicação (ver 5.14) pode ajudar a reduzir os desejos e os sintomas de abstinência. Referência:

- Como lidar com os sintomas de abstinência e os estímulos quando decide deixar de fumar National Cancer Institute Home Sobre o cancro / Causas e prevenção/ Factores de risco/ Tabaco 2010

5.14 Intervenções farmacológicas

A medicação deve ser oferecida a todos os fumadores dependentes da nicotina, exceto quando contra-indicada. A medicação não é uma cura mágica ^^M mas pode ajudar.

Os produtos da Terapia de Libertação de Nicotina (TRN) libertam uma dose baixa de nicotina durante um período prolongado e, por conseguinte, ajudam a reduzir os desejos de nicotina e os sintomas de abstinência sem os elementos nocivos dos cigarros.

A utilização de NRT pode quase duplicar a taxa de sucesso de deixar de fumar.

A TSN, sob qualquer forma, deve ser utilizada como adjuvante durante um período não superior a 8 a 12 semanas.

A eficácia aumenta quando combinada com aconselhamento e apoio social.

Existem vários produtos NRT disponíveis que diferem na dose nominal e no método e velocidade de administração da nicotina.

Os adesivos de nicotina funcionam através de um fornecimento constante de nicotina. Disponível em adesivos de 16 e 24 horas. O adesivo de 16 horas é ideal para a maioria dos fumadores regulares. O adesivo é normalmente a primeira escolha de TSN, uma vez que é o mais fácil de administrar. Pode ser combinado com uma forma intermitente de TSN, se necessário.

As pastilhas de nicotina fornecem nicotina a pedido. A nicotina é absorvida através do revestimento da boca.

Microtab é um pequeno comprimido contendo nicotina que se dissolve debaixo da língua.

Existe também uma pastilha de nicotina que se chupa lentamente como um rebuçado. Fornece nicotina de forma semelhante à pastilha e à Microtab.

O spray nasal de nicotina é a forma de NRT de ação mais rápida disponível. A nicotina entra no corpo através do revestimento do nariz. A nicotina tomada desta forma é absorvida rapidamente.

O inalador (cigarro eletrónico) é um dispositivo de plástico, que contém um elemento que funciona a pilhas, com a forma de um cigarro e um cartucho de nicotina nele inserido. A sucção do bocal (vaping) liberta vapor de nicotina, que é absorvido pela boca e pela garganta. Potencialmente, a sua utilização generalizada pelos actuais fumadores de tabaco poderia reduzir significativamente o consumo de tabaco. No entanto, a sua utilização por jovens não fumadores está possivelmente a perpetuar os atractivos e a sedução do tabagismo na população e a re-normalizar o tabagismo.

Contra-indicações para NRT

A TSN deve ser utilizada com precaução nos seguintes grupos e apenas quando se considerar que os benefícios são superiores aos riscos:

- os doentes com peso inferior a 45 kg devem utilizar sempre as formas de dose mais baixa de TSN.
- doentes com angioplastia, cirurgia de bypass ou colocação de stent, recentes ou planeadas.
- doentes com angina instável.
- mulheres grávidas ou lactantes, no entanto, existem provas recentes de que a TSN pode ser utilizada durante a gravidez quando não se conseguiu deixar de fumar utilizando outras abordagens.

Vareniclina (Champix) disponível mediante receita médica. Actua reduzindo o desejo de fumar e reduzindo os efeitos da nicotina. Liga-se com elevada afinidade e seletividade ao recetor nicotínico neuronal de acetilcolina a4p2, onde actua como agonista parcial. A sua ligação alivia os sintomas de desejo e abstinência e reduz os efeitos de recompensa e reforço do tabagismo, impedindo a ligação da nicotina aos receptores o4|32. A utilização da vareniclina pode estar associada a náuseas e outras perturbações gastrointestinais, como vómitos. Normalmente, deve ser prescrita apenas como parte de um programa de apoio comportamental. Os fumadores devem fixar uma data para deixar de fumar e o tratamento com Vareniclina deve começar 1 a 2 semanas antes dessa data. O tratamento tem normalmente uma duração de 12 semanas.

A bupropiona (Zyban), disponível mediante receita médica, só deve ser prescrita como complemento de um programa de apoio. Iniciar os comprimidos 1 ou 2 semanas antes de deixar de fumar. Os efeitos secundários incluem insónia, boca seca, perturbações neuro-psiquiátricas, convulsões, hipertensão e perturbações gastrointestinais.

Referências:

- Guia de avaliação tecnológica 123 da NICE. Vareniclina para a cessação tabágica. National Institute for Health and Clinical Excellence, 2007. www.nice.org.uk/TA123
- Porque é que os cigarros electrónicos estão a dividir a comunidade de saúde pública BMJ 2015; 350:h3317
- Stead LF Terapia de substituição da nicotina para deixar de fumar. Cochrane Database Syst Rev. 2012 Nov 14; 11:CD000146

ARRANJO: Assegurar o contacto de acompanhamento.

É importante organizar um acompanhamento e apoio adicionais, quer com um médico de clínica geral, quer com um encaminhamento para uma clínica especializada, quer por telefone, e este é o passo final para os doentes que desejam deixar de fumar.

As visitas de acompanhamento aumentam significativamente as taxas de cessação tabágica. O acompanhamento inicial deve começar logo após a data de cessação, de preferência durante a primeira semana, porque a primeira semana é o período mais vulnerável para os fumadores que deixaram de fumar. Recomenda-se um segundo contacto de acompanhamento no primeiro mês. No entanto, podem ser marcadas consultas adicionais, conforme apropriado e em discussão com o doente.

Durante o acompanhamento, devem ser identificados os problemas já encontrados e antecipados os desafios do futuro imediato.

Avalie também a utilização e os problemas com a medicação e continue a encorajar e a apoiar o doente.

Abordar sempre o consumo de tabaco na visita clínica seguinte. Felicitar os pacientes abstinentes pelo seu sucesso. Se o consumo de tabaco tiver ocorrido, reveja as circunstâncias e peça um novo compromisso de abstinência total.

5.15 Doentes que não estão preparados para tentar deixar de fumar

Os doentes que não estão dispostos a fazer uma tentativa de deixar de fumar nesta altura podem responder a breves intervenções motivacionais (aconselhamento diretivo e centrado no doente), que podem ser eficazes para aumentar as futuras tentativas de deixar de fumar.

As técnicas de entrevista motivacional centram-se na exploração dos sentimentos, crenças, ideias e valores do fumador em relação ao tabaco, num esforço para descobrir qualquer ambivalência em relação ao consumo de tabaco e identificar potenciais barreiras (como o medo de falhar, o prazer de fumar).

Pode levar o doente a pensar em deixar de fumar fazendo-lhe perguntas:

O que é que gosta de fumar?

O que é que não gosta de fumar?

O que é que ganha em fumar?

O que é que perderia se desistisse?

Quais são os factores que o levam a querer fumar?

Os gostos e desgostos de fumar podem ser explorados utilizando uma tabela de equilíbrio de decisões. Esta ferramenta pode realçar a discrepância entre o comportamento de um doente e os seus valores.

Pode pedir ao seu doente que leve a mesa para casa para completar o exercício.
Pode também pedir ao doente que preencha o Questionário sobre os Motivos para Fumar, que também o ajudará a explorar o seu comportamento tabágico.
O facto de o paciente usar as suas próprias palavras para explorar o seu comportamento tabágico e comprometer-se a mudar é mais eficaz do que
exortações, palestras ou argumentos do médico para deixar de fumar, que tendem a aumentar, em vez de diminuir, a resistência do doente à mudança.
Dê ao fumador algumas informações escritas sobre os riscos do tabaco e os benefícios de deixar de fumar e peça-lhe autorização para voltar a falar sobre o tabaco no futuro.
Referência:

- O Inventário Wisconsin de Motivos para a Dependência do Tabaco http://www.ctri.wisc.edu/ Researchers/ AcceptedWISDMManuscript.pdf

5.15.1 Questionário sobre os motivos para fumar
Este conjunto de perguntas ajudá-lo-á a refletir sobre as razões que o levam a fumar e aquilo de que sentirá mais falta se deixar de fumar.
1. Fuma para ajudar a lidar com o stress?
Sim, muito
Sim, um pouco
Sim, um pouco
Não é bem assim
De modo algum
2. Usa o tabaco para se socializar?
Sim, muito
Sim, um pouco
Sim, um pouco
Não é bem assim
De modo algum
3. Usa o tabaco para ter algo para fazer quando está aborrecido?
Sim, muito
Sim, um pouco
Sim um pouco Não realmente
De modo algum
4. Fuma para se concentrar e manter-se alerta?
Sim, muito
Sim, um pouco
Sim, um pouco
Não é bem assim
De modo algum
5. Fuma porque se sente desconfortável se não o fizer?
Sim, muito
Sim, um pouco
Sim um pouco Não realmente
De modo algum
6. Fuma para ajudar a manter o peso baixo?
Sim, muito

Sim, um pouco
Sim, um pouco
Não é bem assim
De modo algum

7. Gosta de fumar?

Sim, muito
Sim, um pouco
Sim, um pouco
Não é bem assim
De modo algum

Referência:

- Questionário sobre os motivos para fumar NHS Centre for Smoking Cessation & Training http://www.ncsct.co.uk/ publication_motivation-to-stop-smoking.php

5.15.2 Fumar: Equilíbrio Decisional

As seguintes afirmações representam diferentes opiniões sobre o ato de fumar. Por favor, classifique o grau de importância de cada afirmação para a sua decisão de fumar, de acordo com a seguinte escala de cinco pontos:

1 = Não é importante
2 = Ligeiramente importante
3 = Moderadamente importante
4 = Muito importante
5 = Extremamente importante

1. Fumar cigarros é um prazer.
2. O meu consumo de tabaco afecta a saúde dos outros.
3. Gosto da imagem de um fumador de cigarros.
4. Outras pessoas próximas de mim sofreriam se eu ficasse doente por fumar.
5. Sinto-me relaxado e, portanto, mais agradável quando fumo.
6. Porque continuo a fumar, algumas pessoas pensam que me falta carácter para deixar de fumar.
7. Se tentar deixar de fumar, tornar-me-ei irritável e desagradável.
8. Fumar cigarros é perigoso para a minha saúde.
9. A minha família e os meus amigos gostam mais de mim quando estou feliz a fumar do que quando estou a tentar miseravelmente deixar de fumar.
10. Sinto-me envergonhado por ter de fumar.
11. Gosto mais de mim quando fumo.
12. O meu consumo de tabaco incomoda as outras pessoas.
13. Fumar ajuda-me a concentrar-me e a trabalhar melhor.
14. As pessoas acham que sou tolo por ignorar os avisos sobre o consumo de cigarros.
15. Fumar cigarros alivia a tensão.
16. As pessoas que me são próximas desaprovam o facto de eu fumar.
17. Ao continuar a fumar, sinto que estou a tomar as minhas próprias decisões.
18. Sou tolo por ignorar os avisos sobre o tabaco.
19. Depois de não fumar durante algum tempo, um cigarro faz-me sentir bem.
20. Teria mais energia neste momento se não fumasse.

Pontuação

Totalize separadamente os valores dos prós e dos contras e veja qual é o mais importante.
PROS 1,3,5,7,9,11,13,15,17,19 (números ímpares)
CONS 2,4,6,8,10,12,14,16,18,20 (números pares)
Referência:

- Velicer, W.F., Diclemente C.C., Prochaska J.O., & Brandenburg N. (1985). Decisional balance measure for assessing and predicting smoking status. Journal of Personality and Social Psychology, 48, 1279-1289

5.16 Obstáculos à discussão do tabagismo com os doentes Por último, poderá ter algumas preocupações sobre a discussão do tabagismo com os doentes, tais como

- Falta de tempo.
- As intervenções tão breves como 3 minutos podem aumentar significativamente as taxas de cessação.
- Preocupação com o facto de os conhecimentos e as competências para deixar de fumar serem insuficientes e com a falta de bons recursos para apoiar o aconselhamento.
- Existem diretrizes clínicas relevantes que podem ser consultadas ou cursos de formação especiais para profissionais de saúde que podem ser frequentados.
- Dúvidas sobre a eficácia dos conselhos.
- Medo de prejudicar a relação com o doente.

De um modo geral, os doentes consideram que os conselhos dos médicos em relação ao tabagismo são aceitáveis e adequados e os fumadores referem os conselhos do médico para deixarem de fumar como uma motivação importante para deixarem de fumar.

- Contacto intermitente com pacientes individuais.
- Os doentes não querem ouvir falar de deixar de fumar.

Lembrar:
Os fumadores podem esperar ser questionados sobre o seu consumo de tabaco. Se a questão não for abordada, muitos poderão assumir que não há problema em fumar. Referência:

- Stead Factors influencing European GPs' engagement in smoking cessation: a multi-country literature review Br J Gen Pract 2009 Sep 59 (566):682-690

Esta é mais uma oportunidade para fazer uma dramatização com os seus colegas. A dramatização dura cerca de 15-20 minutos.
Fumar: Intervenção breve - vamos experimentar!
Joe é um trabalhador da construção civil de 52 anos. Fumou 20 cigarros por dia durante cerca de 30 anos. Obteve 6 pontos no teste de Fagerström para a dependência da nicotina. Normalmente, fuma um cigarro com chá assim que acorda. Nos últimos 6 meses, foi-lhe apresentado em 3 ocasiões com sintomas de bronquite aguda - tosse produtiva, falta de ar, pieira. Refere que por vezes sente falta de ar e pieira ao subir escadas ou ao carregar cargas pesadas.
Com um colega, um de vós faz de conta que é o Joe e o outro o médico dos cuidados primários. Percorrer os 5As com o Joe.
Em resumo
Neste capítulo, analisámos o fator de risco modificável das doenças cardiovasculares, o tabagismo. Descrevemos por que razão é relevante para o tema da saúde cardiovascular e fornecemos alguns dados sobre a natureza e a dimensão do problema no Reino Unido e na Escócia. O nosso objetivo foi promover a saúde cardiovascular dos seus doentes, informando-os sobre os riscos do tabagismo. Revimos os riscos acrescidos de desenvolver DCV devido ao tabagismo.

- Mostrámos como se pode avaliar a dependência do paciente em relação ao tabaco e a sua vontade de deixar de fumar.
- Demos-lhe algumas ferramentas para avaliar o nível de tabagismo do doente.
- Também nos concentrámos na questão da mudança de comportamento e na forma de avaliar a disponibilidade de um doente para mudar.
- Descrevemos os 5 As - uma intervenção breve que pode tentar para ajudar um doente a deixar de fumar.
- Demos-lhe pormenores sobre os adjuvantes da cessação tabágica, incluindo intervenções farmacológicas que se revelaram eficazes para ajudar alguém a deixar de fumar.

CAPÍTULO 6

6. Álcool

Pontos-chave

- O consumo excessivo de álcool é um fator de risco significativo para o desenvolvimento de doenças cardiovasculares, cirrose hepática e cancro do fígado.
- O seu objetivo é poder melhorar a saúde cardiovascular dos seus pacientes, informando-os sobre os riscos relacionados com o álcool.

Objectivos:

- Rever os riscos acrescidos de DCV decorrentes do álcool.
- Ser capaz de obter um historial exato do consumo de álcool de um doente.
- Para saber mais pormenores sobre as intervenções comportamentais breves para o álcool.
- Iniciar a mudança de comportamento e de estilo de vida dos seus pacientes.

Vamos agora analisar o tema do álcool em relação à prevenção das doenças cardiovasculares. Vamos analisar por que razão este tema é relevante para a DCV. Vamos também analisar os dados específicos de que dispomos sobre este comportamento de saúde específico no Reino Unido.

Em seguida, iremos debruçar-nos mais detalhadamente sobre a forma de determinar o comportamento e os hábitos de consumo de álcool do seu doente. Iremos analisar algumas das diretrizes internacionais e nacionais e[1] recomendações de "melhores práticas" para a gestão do consumo de álcool.

Por último, daremos alguns conselhos práticos sobre como administrar intervenções breves no contexto da comunidade para incentivar o seu paciente a mudar para um estilo de vida e um comportamento mais saudáveis, utilizando técnicas baseadas em provas.

6.1 Álcool - Os Factos Revisto

No capítulo 3, analisámos os factores de risco não modificáveis e modificáveis para a prevenção das doenças cardiovasculares. Um dos factores de risco modificáveis é o álcool. Vamos rever os factos.

- Um homem que beba mais de 8 unidades por dia duplicará o risco de desenvolver uma doença coronária.
- Uma mulher que beba mais de 6 unidades por dia aumentará o seu risco de desenvolver doença coronária por um fator de 1,3.
- O consumo episódico de mais de 8 unidades durante um curto período de tempo aumenta significativamente o risco de desenvolver DCV.
- O álcool é uma causa significativa de hipertensão, arritmias e cardiomiopatias, que conduzem a doenças coronárias, bem como a acidentes vasculares cerebrais. O risco de desenvolver cancros, incluindo o cancro hepático e da mama, aumenta com o consumo de álcool.
- O consumo excessivo de álcool (mais de 8 unidades por dia para os homens e 6 unidades por dia para as mulheres) aumenta o risco de morte súbita cardíaca e arritmias em 45%.
- As mulheres com mais de 55 anos de idade podem obter uma pequena redução do risco de DCV se beberem até 5 unidades de álcool por semana.

Um problema comum nos países da Europa de Leste é o consumo de produtos alcoólicos substitutos baratos, como perfumes, detergentes ou produtos de limpeza industrial. Este tipo de consumo é particularmente nocivo, com alguns relatórios a sugerirem uma associação muito mais elevada com a mortalidade do que com o álcool puro. Quanto mais frequentemente o álcool de substituição é consumido, mais forte é a associação com a mortalidade, independentemente do volume ou da quantidade consumida. Os produtos contêm concentrações muito elevadas de etanol e tem havido sugestões de que a elevada concentração de etanol no sangue em episódios repetidos é o que causa os maiores danos ao organismo.

Referências:

- M Gronbaek et al. Type of alcohol consumed and mortality from all causes, coronary heart disease, and cancer (Tipo de álcool consumido e mortalidade por todas as causas, doença coronária e cancro). Annals of Internal Medicine 2000 133: 411-419
- M Marmot. Alcohol & Coronary Artery Disease, Int. J. Epidemiol. (2001) 30 (4): 724-729.
- D Leon et al Hazardous alcohol drinking and premature mortality in Russia: a population based case-control study The Lancet, Volume 369, Número 9578, Páginas 2001 - 2009, 16 de junho de 2007
- British Heart Foundation Beating Heart Disease Together 2012 > Filmore et al Consumo moderado de álcool e redução do risco de mortalidade Annals Epidemiology 17 (5, Suplemento 1) S16-S23
- Revisão das Diretrizes sobre o Álcool do Departamento de Saúde do Reino Unido, janeiro de 2016

6.2 Álcool em Inglaterra

- Em 2009, os homens em Inglaterra consumiram 15,6 unidades de álcool por semana.
- Mais de nove milhões de pessoas em Inglaterra bebem mais do que os níveis recomendados de álcool.
- 2 milhões de homens e 1 milhão de mulheres consomem níveis perigosos de álcool.
- Em 2010/11 registaram-se 200 000 internamentos hospitalares por doenças relacionadas com o álcool.
- 1,5% das mortes prematuras no Reino Unido estão relacionadas com o álcool. Em 2012, registaram-se 6.500 mortes relacionadas com o álcool no Reino Unido, um aumento de 19% desde 2001.
- O custo das doenças relacionadas com o álcool no Reino Unido em 2006/7 foi de 25 mil milhões de libras, tendo aumentado para 35 mil milhões em 2013.
- Os idosos bebem álcool com mais frequência do que os jovens, mas quando os jovens bebem, bebem mais intensamente.
- A doença hepática alcoólica em jovens e pessoas de meia-idade aumentou seis vezes nos últimos 30 anos, embora se tenha registado uma diminuição do consumo de álcool desde 2005.

Referências:

- Estatísticas de CHD da British Heart Foundation em Inglaterra 2012
- Estatísticas sobre o álcool Inglaterra NHS Information Centre 2012
- Sociedade Britânica de Gastroenterologia, Associação Britânica para o Estudo do Fígado e do Álcool Aliança para a Saúde - Doenças relacionadas com o álcool 2010
- Alcohol Concern Estatísticas sobre o álcool 2015

6.2.1 Álcool e doenças cardiovasculares na Escócia

- O álcool é responsável por 1 em cada 20 mortes na Escócia - o dobro da taxa registada em Inglaterra.
- Em 2010, na Escócia, 26% dos homens e 16% das mulheres bebiam regularmente em excesso.
- As taxas de mortalidade prematura são 25% mais elevadas na Escócia do que em Inglaterra.
- As taxas de mortalidade são 89% mais elevadas nas zonas socialmente desfavorecidas.

- Em 2010, as doenças cardiovasculares foram a principal causa de morte na Escócia.
- Em 2010, registaram-se mais de 8000 mortes por doença coronária e 12 000 ataques cardíacos (7000 em homens e 5000 em mulheres).
- Na Escócia, mais de 270 000 pessoas sofrem de doença coronária e mais de 200 000 sofrem de angina.
- Em 2014, as vendas de álcool diminuíram 9% em relação aos níveis de 2009.
- Em 2014, 23% dos homens e 17% das mulheres consumiram álcool em níveis nocivos ou perigosos.
- O custo das doenças relacionadas com o álcool na Escócia foi de 3,6 mil milhões de libras em 2014.

Referências:

- ➢ Estatísticas da British Heart Foundation sobre CHD na Escócia em 2012
- ➢ Resposta da Chest Heart & Stroke Scotland ao projeto de lei sobre o álcool (preços mínimos) (Escócia) de 2012
- ➢ Alcohol Focus Scotland Factos e números sobre o álcool em 2015

6.3 Leis de licenciamento no Reino Unido

Existente:

Estas regulamentam a venda e o consumo de álcool.

Os bares, restaurantes e lojas devem ter uma licença para vender álcool.

Para beber no local é necessária uma licença para consumo no local.

A venda de álcool para levar requer uma licença de venda livre.

As bebidas alcoólicas só podem ser adquiridas por pessoas com mais de 18 anos de idade.

Proposta:

Imposição de um preço unitário mínimo para o álcool, possivelmente 45-50 pence por unidade.

Estima-se que um preço mínimo de 45p por unidade resultaria numa poupança anual para o NHS de £220 milhões.

Foi demonstrado que, independentemente do rendimento, os consumidores moderados seriam pouco afectados pela mup. Os bebedores nocivos obteriam os maiores efeitos benéficos.

Referências:

- ➢ Lei do licenciamento de 2003
- ➢ Holmes Effects of minimum unit pricing for alcohol on different income & socioeconomic groups Lancet doi:10.1016/S0140- 6736(13)62417-4

6.4 Porque é que as pessoas bebem álcool?

Parte socialmente aceite da nossa cultura.

Publicidade e promoção.

Exemplo e influências dos pares.

Comida de acompanhamento.

Lidar com o stress.

Ajudar a relaxar.

Melhorar o humor.

Aumentar a coragem.

Baixa autoestima.

Promover uma imagem diferente.

Provar algo a si próprio e aos outros.

Referência:

- http://alcohol.addictionblog.org/why-do-people-start-drinking-alcohol-top- 10-reasons 2015

6.5 Avaliação do consumo de álcool

Ao fazer uma história de alcoolismo, que perguntas deve fazer aos seus doentes sobre o seu consumo de álcool?

Pense na razão pela qual poderá ser difícil para o doente falar ou admitir a quantidade de álcool que bebe (por exemplo, dependência cultural ou porque se sabe que o consumo de álcool é mau).

Eis uma lista completa de perguntas que um médico pode fazer a um doente para determinar se o seu consumo e hábitos de álcool excedem as quantidades e práticas recomendadas:

Bebe álcool?

Com que frequência bebe álcool?

De um modo geral, que tipo de álcool bebe (por exemplo, cerveja, vinho, vodka)?

Em média, qual a quantidade de álcool que bebe de uma só vez?

Tem dias sem álcool?

Houve alturas em que bebeu mais álcool, em média, do que está a beber agora?

O que pensa sobre o seu consumo de álcool (por exemplo, se é demasiado)?

Alguma vez você, ou alguém na sua vida, se preocupou com a quantidade de álcool que bebe?

Bebe algum substituto do álcool?

6.6 Medição do consumo de álcool

As unidades de álcool são utilizadas para quantificar a quantidade de álcool consumida. As vantagens incluem a normalização para utilização a nível internacional e nacional e a capacidade de medir diferentes tipos de álcool consumidos.

1 unidade = 8g de álcool.

1 unidade = volume (litros) x álcool em valor (ABV= % de teor alcoólico).

Por exemplo: 75 ml de uísque/vodka a 40% (0,075 x 40) = 3 unidades de álcool.

Limites máximos recomendados de álcool no Reino Unido:

Feminino: 2-3 unidades por dia e até 14 unidades por semana.

Homem: 3-4 unidades por dia e até 21 unidades por semana.

Em janeiro de 2016, o Governo do Reino Unido aconselhou homens e mulheres a limitarem o seu consumo semanal de álcool a 14 unidades (uma garrafa e meia de vinho/5 pints de cerveja com 5% de teor alcoólico). Não se deve beber álcool durante a gravidez.

Acha que os seus pacientes seriam, de um modo geral, capazes de se conformar com estes limites?

Quantas unidades tem uma bebida?

1 unidade = copo (125 ml) de vinho ou champanhe de baixo teor alcoólico (12%), garrafa pequena (275 ml) de alcopop de baixo teor alcoólico (4%), meio litro de lager, cerveja ou cidra de baixo teor alcoólico (4%), medida única de bebida espirituosa (40%).

2 unidades = copo normal (175 ml) de vinho ou champanhe de baixo teor alcoólico (12%), litro de lager, cerveja ou cidra de baixo teor alcoólico (4%), lata de 440 ml de lager, cerveja ou cidra de teor alcoólico médio (4,5%), medida dupla de bebida espirituosa (40%).

3 unidades = litro de lager, cerveja ou cidra de teor médio (5%), copo grande (250 ml) de vinho de teor mais baixo (12%), garrafa grande (700 ml) de alcopop de teor mais baixo (4%).

4 unidades = garrafa grande (700 ml) de alcopop de maior teor alcoólico (5,5%), lata de 500 ml de lager, cerveja ou cidra de maior teor alcoólico (7,5%).

How many units in a drink?
1 =
A small bottle (275ml) of lower strength (4%) alcopop
A half pint of lower strength (4%) lager, beer or cider
A single measure of spirit (40%)
2 =
A standard glass (175ml) of lower strength (12%) wine or champagne
A pint of lower strength (4%) lager, beer or cider
A 440ml can of medium strength (4.5%) lager, beer or cider
A double measure of spirit (40%)
3 =
A pint of medium strength (5%) lager, beer or cider
A large glass (250ml) of lower strength (12%) wine
A large bottle (700ml) of lower strength (4%) alcopop
4 =
A large bottle (700ml) of higher strength (5.5%) alcopop
A 500ml can of higher strength (7.5%) lager, beer or cider

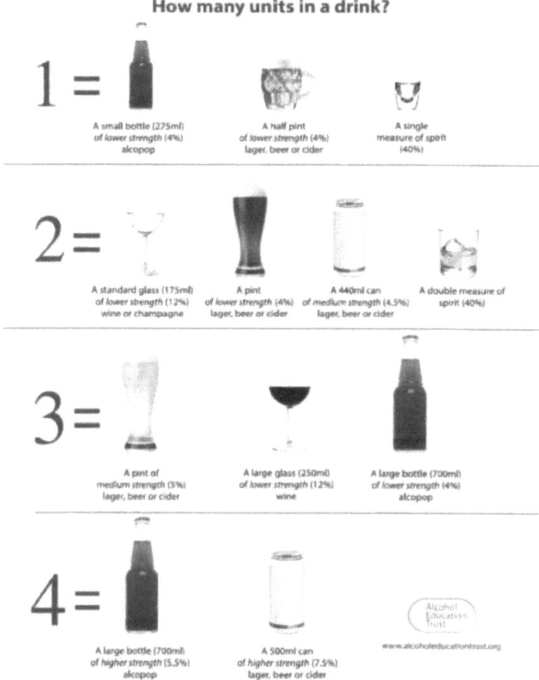

Referência:

- http://www.drinkingandyou.com/site/pix/middle/illust/how%20many.gif

6.7 Instrumentos de avaliação do consumo de álcool

Alcohol Use Disorders Identification Test (AUDIT)

Uma ferramenta validada muito útil para avaliar o risco associado ao consumo de álcool dos seus pacientes, composta por 10 perguntas. Sensibilidade de 92% e especificidade de 94%.

O AUDIT-C é uma versão abreviada que inclui as 3 primeiras perguntas do AUDIT. O formulário abreviado tem apenas uma sensibilidade de 86% e uma especificidade de 72%.

6.7.1 AUDITORIA - Teste C

Com que frequência toma uma bebida com álcool? a. nunca

b. mensalmente ou menos c. 2-4 vezes por mês d. 2-3 vezes por semana e. 4 ou mais vezes por semana

Quantas bebidas normais bebe por dia?

a. 1-2
b. 3-4
c. 5-6
d. 7-9
e. 10 ou mais

Com que frequência bebe 6 ou mais bebidas numa só ocasião?

a. nunca

b. menos de um mês
c. mensal
d. semanal
e. diariamente ou na maioria dos dias

O sistema de pontuação é o seguinte: a=0, b=1, c=2, d=3, e=4.

O teste é positivo para o excesso de álcool se os homens obtiverem uma pontuação >4 e as mulheres >3.

Se um doente obtiver uma pontuação superior a 4 ou 3, é provável que esteja a consumir álcool de forma excessiva ou perigosa, o que deve desencadear uma discussão com o médico sobre o seu consumo de álcool e estilo de vida.

Uma pontuação superior a 8 sugere um consumo de álcool perigoso ou nocivo. Referência:

- Saunders, J.B., e Aasland, O.G. Projeto de colaboração da OMS para a identificação e tratamento de pessoas com consumo nocivo de álcool. Relatório sobre a Fase I: Development of a Screening Instrument (Desenvolvimento de um Instrumento de Rastreio). Genebra: Organização Mundial de Saúde, 1987

6.7.2 Avaliar a prontidão para a mudança

As fases da mudança

Apliquemos o modelo transteórico de mudança de Prochaska/Di Clementi (ver Factores de risco de DCV e prevenção primária, capítulo 3).

Pré-contemplação/Contemplação/Preparação/Ação/Manutenção. Referência:

- Prochaska Fases de mudança e equilíbrio decisional para 12 comportamentos problemáticos Health Psychol 1994; 13:39-46
- Prochaska & Di Clemente The Transtheoretical approach Handbook of psychotherapy integration OUP 2005 147-171

6.7.3 Intervenções breves para o consumo de álcool

Uma vez estabelecido que um doente está a consumir álcool em excesso, é possível implementar, no contexto dos cuidados primários, uma intervenção breve com a duração de 5 a 20 minutos. Há boas provas de que esta intervenção resultará numa redução do consumo de álcool e em menos episódios de consumo excessivo de álcool, com um efeito que pode durar até um ano ou talvez mais.

Isto pode ser feito quando surgir a oportunidade. É mais eficaz se o paciente for ajudado a considerar os benefícios que sente com a redução do consumo e as desvantagens de manter o seu padrão de consumo atual. O resultado ideal da intervenção breve é o estabelecimento de alguns objectivos acordados para a redução do consumo, ou abstinência.

Intervenção breve - uma ferramenta

Consideremos os elementos constitutivos do processo.

Feedback - sobre o risco pessoal dos níveis de consumo actuais. O médico pode informar o seu doente sobre a forma como o seu consumo de álcool pode ser prejudicial e como o seu hábito pessoal se compara com as recomendações nacionais ou internacionais. Isto é mais eficaz se a informação for adaptada aos hábitos individuais do doente.

Responsabilidade - sublinhar a responsabilidade pessoal pela mudança - o doente precisa de se envolver no processo de mudança para manter uma mudança de comportamento.

Aconselhamento - para reduzir ou abster-se com base no risco/consumo - mais uma vez, adaptar de acordo com o consumo e o hábito.

Menu - de opções alternativas - a parte mais longa da consulta, onde se discute o que e como os comportamentos podem mudar.

Empatia - do clínico com uma escuta atenta e um encorajamento suave, em vez de um estilo diretivo ou de confronto.

Auto-eficácia - ajudar o doente a acreditar que tem capacidade para mudar, que está ao seu alcance mudar, dando pequenos passos e trabalhando para atingir objectivos realistas e exequíveis.

Referências:

- Scottish Intercollegiate Guidelines Network http://www.sign.ac.uk/ guidelines/fulltext/74/ section3.html.
- Um ensaio transnacional de intervenções breves com consumidores abusivos de álcool. Grupo de Estudos de Intervenção Breve da OMS. Am J Public Health 1996; 86(7):948-55.
- Moyer A, Finney JW, Swearingen CE, Vergun P. Brief interventions for alcohol problems: a meta-analytic review of controlled investigations in treatment-seeking and non-treatment-seeking populations. Addiction 2002; 97(3):279-92
- Fleming MF, Barry KL, Manwell LB, Johnson K, London R. Brief physician advice for problem alcohol drinkingers. Um ensaio aleatório controlado em práticas de cuidados primários baseados na comunidade. JAMA 1997; 277(13):1039-45

6.8 Definição de objectivos para a mudança

Este processo será mais bem sucedido se for efectuado em colaboração com o doente. A redução por etapas é frequentemente mais eficaz. Dê conselhos práticos, como, por exemplo, alternar refrigerantes com álcool, não participar em rondas (em que cada pessoa do grupo se revezam para comprar uma bebida para todos os outros membros do grupo) e abster-se de ir a locais onde normalmente se bebe. Monitorize e reveja regularmente e forneça pormenores sobre os serviços de apoio locais, agências e instituições de caridade. Pode ser útil aderir a organizações como os Alcoólicos Anónimos.

Referência:

- Stretcher V et al Definição de objectivos como estratégia para a mudança de comportamentos de saúde Health Educ Q. 1995 May; 22(2):190-200

6.9 Ajudas farmacológicas

O nalmefeno, um modulador dos receptores opióides, reduz o desejo de beber e, consequentemente, o consumo de álcool. Dosagem: um comprimido de 18 mg quando necessário. Foram notificados numerosos efeitos secundários gastrointestinais e cardiovasculares, embora todos sejam pouco frequentes. É demasiado cedo para avaliar o papel que desempenhará no tratamento dos alcoólicos e, se for utilizado, deve ser como complemento do aconselhamento. Na Escócia, está disponível mediante receita médica do NHS.

Referências:

- Perturbações associadas ao consumo de álcool: Diagnosis, Assessment and Management of Harmful Drinking and Alcohol Dependence Pharmacological aids NICE Clinical Guidelines, No. 115
- K Mann et al Alargamento das opções de tratamento na dependência do álcool: Um estudo controlado e aleatório de Nalmefene conforme necessário Biol Psych Vol 73, Issue 8 (15 de abril de 2013)

6.10 Controlo do consumo de álcool

As concentrações transdérmicas de álcool no suor reflectem com precisão as concentrações de álcool no sangue. Está a ser realizado um estudo no Reino Unido para determinar se as pulseiras transdérmicas de álcool podem ser utilizadas para monitorizar a ingestão de álcool em condutores condenados por infracções de condução relacionadas com o álcool.

Referência:

- Hawthorne Medição transdérmica do álcool 2006 Canadian Soc Forensic Science Jour 39(2):65-71

Álcool: Intervenção breve - vamos experimentar Aqui está um cenário clínico:

Alex (um homem ou uma mulher) tem 45 anos. Trabalha nos caminhos-de-ferro, 5 ou 6 dias por semana. É divorciado e tem 2 filhos de 8 e 11 anos, que vê ao fim de semana de 15 em 15 dias. Alex bebe, em média, 5 vezes por semana. Duas vezes por semana, os colegas de trabalho saem para beber. Duas vezes por semana bebe com um amigo num bar local. Uma vez por semana bebe com a família quando esta toma uma refeição em conjunto. Bebe cerveja ou vinho. Normalmente, cerca de 2 canecas de cerveja, mas, com um amigo e a família, bebe 1/2 garrafa de vinho durante uma refeição. O pai morreu aos 63 anos de um ataque cardíaco e a irmã tem diabetes.

Esta é uma oportunidade para jogar com um colega. Um de vós faz de conta que é o Alex. O outro faz de médico de cuidados primários. Conversem, durante 5 minutos, sobre os hábitos de consumo de álcool do Alex. Tente uma breve intervenção!

Resumo - atingiu o seu objetivo e os seus objectivos?

Agora, considere as suas metas e objectivos no início deste capítulo e se foram alcançados.

Objetivo

Ser capaz de promover a saúde cardiovascular dos seus pacientes, educando-os sobre o álcool.

Objectivos:

- Rever os riscos de desenvolver DCV devido ao consumo de álcool.
- Ser capaz de obter um historial exato do consumo de álcool de um doente.
- Para saber mais pormenores sobre as intervenções comportamentais breves para o álcool.
- Iniciar a mudança de comportamento e de estilo de vida dos seus pacientes.

Comparámos os problemas do álcool no Reino Unido e na Escócia e destacámos alguns problemas comuns, algumas semelhanças e algumas diferenças.

CAPÍTULO 7

7. Dieta e peso

Pontos-chave

- Existe uma relação direta entre o aumento de peso e o risco de DCV.
- O excesso de peso aumenta a probabilidade de desenvolver muitas doenças.
- Quando se faz dieta, primeiro muda-se a quantidade que se come, depois muda-se o que se come.

O seu objetivo é poder melhorar a saúde cardiovascular dos seus pacientes, informando-os sobre os riscos relacionados com uma alimentação pouco saudável e a obesidade.

Vamos agora analisar os temas da alimentação e da obesidade em relação à prevenção das doenças cardiovasculares.

Objectivos:

- Rever os riscos acrescidos de DCV decorrentes de uma alimentação pouco saudável e da obesidade.
- Ser capaz de obter uma história alimentar exacta de um paciente.
- Para saber mais pormenores sobre como uma alimentação saudável e a redução de peso podem melhorar a saúde cardiovascular e como falar com os doentes sobre o assunto.

7.1 Dieta e Obesidade

7.1.1 A pirâmide da alimentação saudável

Oils

Fats Sweets

Meat Poultry Fish

Eggs Milk Cheese Yogurt

Fruits Vegetables

Bread Cereals Rice Pasta

Este diagrama foi originalmente desenvolvido como parte da iniciativa Nutrição Saudável da OMS. Pode ver que fornece, sob a forma de gráfico, um esboço das proporções relativas de alimentos e grupos de alimentos que devem ser consumidos para manter uma dieta saudável.

No topo, a parte mais pequena da nossa dieta deve ser constituída por gorduras, óleos e alimentos doces. A maior parte da nossa alimentação deve ser constituída por hidratos de carbono não refinados, como pão integral, cereais e grãos, leguminosas e feijão. A fruta e os legumes devem constituir uma grande parte da dieta, e os alimentos de origem animal, como a carne e os ovos, devem constituir apenas uma pequena parte do que é consumido diariamente.

A OMS declarou que o consumo de mais de 45 g de proteínas por dia e menos de 400 g de frutas e legumes por dia são considerados práticas pouco saudáveis. A proporção de gordura ingerida em comparação com outros grupos de alimentos não deve exceder 30% da ingestão calórica total, e mais de 20 g de álcool por dia não é saudável. O consumo diário total de energia recomendado para um homem é de 2500 calorias e para uma mulher de 2000 calorias.

Referência:

- Pirâmides alimentares e saúde. O que é que deve realmente comer? Escola de Saúde Pública de Harvard 2012

7.1.2 Princípios da OMS/CINDI para uma alimentação saudável

Em 1999, a OMS desenvolveu alguns princípios de alimentação e nutrição saudáveis, que foram adoptados pelo programa CINDI (Countrywide Integrated Non-communicable Disease Intervention). Estas recomendações fornecem um modelo básico que pode ser adaptado de acordo com as tradições locais e culturais, os hábitos alimentares e os alimentos.

Os 12 princípios incluem:

- Comer uma variedade de alimentos provenientes principalmente de plantas e não de animais.
- Coma 400mgm de legumes e fruta (de preferência frescos) por dia.
- Assegurar que a gordura não contribui para mais de 30% da ingestão calórica diária.
- Substituir as gorduras saturadas, como as carnes gordas/vermelhas, por gorduras insaturadas, como o feijão, as leguminosas, o peixe, as carnes magras e as aves.
- Utilizar produtos lácteos com baixo teor de gordura e de sal.
- A ingestão total de sal não deve exceder uma colher de chá (6mgm) por dia, incluindo o sal adicionado em alimentos como pão, alimentos curados e conservas.
- Preparar os alimentos de forma saudável, por exemplo, cozinhar a vapor, cozer ou ferver alimentos, não assar ou fritar.
- Limitar o consumo de álcool a um máximo de 2 bebidas por dia (cada uma com menos de 10 g de álcool).
- Ingestão diária máxima de açúcar 30G (5% da ingestão total de calorias)

Estes são, portanto, os princípios de uma alimentação saudável que nós e os nossos doentes temos de procurar atingir. Mas como é que podemos encorajar os doentes a mudar o seu comportamento nutricional?

A Academy of Medical Royal Colleges apelou a uma série de intervenções regulamentares com uma boa relação custo-eficácia para reduzir a obesidade. Proibição da comercialização de alimentos não saudáveis na televisão antes das 21 horas, introdução de um imposto de 20% sobre as bebidas açucaradas, criação de mais espaços verdes para a prática de exercício físico, melhoria das normas nutricionais nas escolas, redução da proximidade dos estabelecimentos de fast food das escolas e alteração das normas nutricionais nos hospitais e no mercado alimentar em geral.

A dieta mediterrânica, composta principalmente por frutas e legumes, frutos secos, peixe e azeite, é considerada cardioprotectora.

Referência:

- Rashid É altura de nos tornarmos mediterrânicos com os nossos conselhos dietéticos Br Jr Gen Pract 2014 doi: 10.3399/bjgp14X677365
- Que quantidade de açúcar é boa para mim? Escolhas do NHS maio de 2015

7.2 Dieta e Obesidade - Os Factos Revistos

Vários estudos americanos e europeus demonstraram que comer 5 porções de fruta e legumes por dia pode reduzir os riscos de doença coronária e de acidente vascular cerebral. As pessoas que comeram 5 porções diárias registaram uma redução do risco de 20% em comparação com as que comeram menos de 3 porções diárias. Estes estudos incluem um estudo longitudinal que acompanhou 110.000 homens e mulheres durante 14 anos em Harvard, EUA. Estudos recentes propuseram que comer 7-

10 porções por dia é ainda mais eficaz, no entanto, provavelmente não é realista esperar que muitos indivíduos sigam esse conselho.

Embora todos os frutos e legumes sejam saudáveis, alguns em particular demonstraram ser especialmente benéficos. Por exemplo, os vegetais verde-escuros, como os espinafres, a alface, as verduras, os vegetais crucíferos, como os brócolos, a couve-flor, a couve e os citrinos, como as laranjas, os limões e as toranjas.

Dois estudos bem conceituados demonstraram também que uma dieta rica em fruta e legumes e pobre em todas as gorduras, mas especialmente em gorduras saturadas e trans, pode ajudar a reduzir a pressão arterial, que por si só é um fator de risco para as DCV. (As gorduras saturadas provêm de animais e estão presentes nas carnes vermelhas e nos produtos lácteos, incluindo queijo, manteiga e leite. As gorduras trans são gorduras vegetais hidrogenadas que se encontram em produtos de pastelaria como bolos, tartes e bolachas).

Uma dieta rica em gorduras saturadas ou trans pode levar a níveis elevados de colesterol, o que constitui um fator de risco elevado para as doenças cardiovasculares.

Também sabemos que o excesso de peso aumenta as probabilidades de desenvolver muitas doenças, incluindo hipertensão, colesterol elevado, diabetes e outras doenças, como alguns cancros e osteoartrite. Ser obeso (por outras palavras, ter um índice de massa corporal superior a 30) aumenta significativamente o risco de DCV.

A distribuição da gordura no corpo é um fator importante. As pessoas que transportam a sua gordura mais centralmente à volta do abdómen e da cintura têm um maior risco de DCV.

Uma dieta rica em açúcares e sal também pode levar a um aumento do risco de desenvolver DCV. O açúcar deve ser limitado a 5% da ingestão diária de calorias (30G/dia).

Referências:

- Hung HC, Joshipura KJ, Jiang R, et al. Fruit and vegetable intake and risk of major chronic disease. Instituto Nacional do Cancro. 2004; 96:1577 84
- He FJ, Nowson CA, Lucas M, MacGregor GA. O aumento do consumo de fruta e legumes está relacionado com a redução do risco de doença coronária: meta-análise de estudos de coorte. J Hum Hypertens. 2007; 21:717 28
- He FJ, Nowson CA, MacGregor GA. Fruit and vegetable consumption and stroke: meta-analysis of cohort studies (Consumo de fruta e legumes e AVC: meta-análise de estudos de coorte). Lancet. 2006; 367:320 26
- Appel LJ, Moore TJ, Obarzanek E, et al. A clinical trial of the effects of dietary patterns on blood pressure. DASH Collaborative Research Group. N Engl J Med. 1997; 336:1117 24
- Yang Q, Zhang Z, Gregg EW, Flanders WD, Merritt R, Hu FB. Consumo de açúcar adicionado e mortalidade por doenças cardiovasculares entre adultos norte-americanos. JAMA Intern Med. 2014 Abr;174(4):516-24

7.3 Dieta e Obesidade no Reino Unido

- Desde 1994, a obesidade masculina (IMC >30) no Reino Unido aumentou de 14% para 22%, a feminina de 17% para 24% e a infantil de 11% para 16%.
- 38% dos adultos no Reino Unido tinham um perímetro da cintura elevado em 2009, em comparação com 23% em 1993.
- Entre 1993 e 2012, a proporção de homens obesos aumentou de 13,2% para 24,4% e a de mulheres obesas de 16,4% para 25,1%.
- A proporção de homens com perímetro da cintura aumentado aumentou de 20% para 34% e a de mulheres de 26% para 45%.

- Em 2012/13, a percentagem de crianças obesas na classe da Receção (4-5 anos) diminuiu ligeiramente para 9,3%, contra 9,5% em 2011/12 e 9,9% em 2006/07.
- No entanto, em 2012/13, no 6.º ano (10-11 anos de idade), 18,9% das crianças eram obesas, em comparação com 19,2% em 2011/12 e 17,5% em 2006/07.
- Em 2009/10, as doenças relacionadas com a má alimentação custaram ao Reino Unido 5,8 mil milhões de libras.
- Existe uma relação direta entre o aumento de peso e o risco de DCV.

Referências:

- Observatório Nacional da Obesidade NHS janeiro de 2011
- Peso económico dos problemas de saúde devidos à alimentação, atividade física, tabagismo, álcool e obesidade no Reino Unido 2006-7 Scarborough et al J Pub Health 1093/pubmed/fdr033
- Estatísticas da British Heart Foundation sobre CHD em Inglaterra 2012
- Estatísticas sobre obesidade, atividade física e alimentação em Inglaterra 2011 e 2014 NHS Health & Social Care Information Centre

7.3.1 Dieta e Obesidade na Escócia

- Entre 1995 e 2010, a proporção de adultos com excesso de peso na Escócia aumentou de 52% para 64%. Em 2014, esta percentagem tinha aumentado para 65%.
- Em 2010, mais de 25% dos homens e mulheres eram obesos. Em 2014, 28% eram obesos. Este valor aumentou desde 1995, passando de 16% dos homens e 17% das mulheres.
- A obesidade infantil parece estar a estabilizar. Em 2010, 32% das crianças na Escócia tinham um IMC acima da faixa saudável. Em 2014, 31% das crianças eram obesas, 4% dos rapazes e 28% das raparigas.
- Em 2010, na Escócia, 20% dos homens e 23% das mulheres consumiam 5 porções de fruta e legumes por dia.
- 15% da sua energia provinha de gorduras saturadas (máximo recomendado <10%).
- O consumo de fruta e legumes era mais baixo na Escócia do que em Inglaterra e no País de Gales.
- Na Escócia, uma percentagem mais elevada de homens e mulheres tem excesso de peso/obesidade do que em Inglaterra.
- Existem muitas semelhanças entre os regimes alimentares pouco saudáveis, o elevado consumo de álcool e o elevado risco de DCV na Rússia e na Escócia (sobretudo nas regiões ocidentais e em partes de Glasgow).

Referências:

- Inquérito de saúde escocês de 2013 e 2014
- Saúde da população da Escócia - Peso saudável 2011
- Scarborough et al Diferenças nas taxas de mortalidade por doença coronária, AVC e cancro em Inglaterra, País de Gales, Escócia e Irlanda do Norte BMJ Open 2011; 1e000263

7.4 Obesidade e perturbações psiquiátricas

Há um aumento da incidência de depressão, distimia, mania e hipomania em indivíduos obesos e extremamente obesos, mais acentuado nas mulheres do que nos homens.

As pessoas que sofrem de depressão, ansiedade e perturbações alimentares, como a anorexia nervosa, podem ter dificuldade em controlar o consumo de alimentos, fazer exercício físico adequado e manter um peso saudável.

Referências:

- Barry Obesidade e perturbações psiquiátricas Psychiatric Times Dez 2009
- Collins Factores comportamentais e psicológicos na obesidade Jour Lancester Gen Hosp Winter 2009 Vol 4, No 4

7.5 Porque é que as pessoas comem em excesso?

Influência dos pais e desejo de agradar à mãe.

Problemas psicológicos, como depressão, ansiedade ou stress.

Conforto.

Influência dos pares e pressões sociais.

Apreciação dos alimentos.

Dependência alimentar.

Factores culturais.

O tédio.

O hábito e a falta de atenção.

Genética.

Esta não é uma lista exaustiva e poderá querer acrescentar as suas próprias razões.

Referência:

- Jade D Alimentação Compulsiva e Perturbação da Compulsão Alimentar National Centre for Eating disorders 2010

7.6 Dieta: Avaliação da dieta e do peso

Fazer um historial específico.

Quantas vezes por semana come carne vermelha?

Que quantidade de alimentos que contêm gorduras saturadas ingere por semana?

Quantas porções de fruta e legumes come por dia?

Cozinha com sal e come alimentos curados, conservados ou processados? Qual a quantidade de açúcar refinado que consome por semana?

Claro que a forma mais simples de avaliar o peso é pesar uma pessoa!

Mas isto não tem em conta a altura da pessoa, pelo que uma pessoa com
uma pessoa com 1,8 m de altura pode pesar o mesmo que uma pessoa com 1,4 m, mas para a primeira é um peso saudável e para a segunda não.

O IMC (Massa em Kg/Altura em $m^{2)}$ é uma melhor medida do peso porque também tem em conta a altura da pessoa. Um IMC de 20-25 é saudável. No entanto, há algumas ocasiões em que pode não revelar todo o quadro. Por exemplo, o músculo é mais pesado do que a gordura, pelo que uma pessoa com um grande volume muscular pode ter um IMC elevado, apesar de o seu teor de gordura corporal ser baixo.

Um IMC baixo, inferior a 20, acarreta os seus próprios riscos para a saúde, por exemplo, pode interferir com o ciclo menstrual de uma mulher e ser um fator de fertilidade subsequente ou levar a uma redução da densidade óssea.

Referências:

- NBHLI. Guia Prático para a Identificação, Avaliação e Tratamento do Excesso de Peso e da Obesidade em Adultos. 2000.
- Workshop do grupo de trabalho sobre a monitorização dos objectivos dietéticos escoceses, setembro de 2003

7.7 Distribuição da gordura corporal

Estudos demonstraram que a forma como a gordura de uma pessoa está distribuída está associada ao risco cardiovascular. As pessoas cuja gordura está distribuída centralmente no abdómen têm um risco mais elevado. Por conseguinte, a medição da cintura tornou-se uma forma útil de avaliar o risco. O aumento do perímetro da cintura pode ser um marcador de risco acrescido, mesmo em pessoas com peso normal.

Para medir corretamente a sua cintura, ponha-se de pé e coloque uma fita métrica à volta do seu meio, mesmo acima dos ossos das ancas. Meça a cintura logo após expirar.

7.7.1Obesidade - Medidas da cintura

	Increased risk	High risk
Men not Asian	94-101 cm	>= 102 cm
Men-Asian	-	>= 90 cm
Women-not Asian	80-87 cm	>= 88 cm
Women-Asian	-	>= 80 cm

Este quadro mostra o nível de risco associado à medida da cintura. Verifica-se que, entre as pessoas de origem étnica asiática, o risco elevado está associado a medidas de cintura mais baixas.

7.7.2Classificação do excesso de peso e da obesidade pelo IMC

Perímetro da cintura e riscos de doença associados

Risco de doença* relativamente ao peso normal e ao perímetro da cintura

	BMI (kg/m²)	**Obesity Class**	**Men 102cm (40in) or less Women 88cm (35in) or less**	**Men > 102cm Women >88cm**
Underweight	<18.5			
Normal	18.5-24.9			
Overweight	25-29.9		Increased	High
Obesity	30-34.9	I	High	Very High
	5-39.9	II	Very High	Very High
Extreme Obesity	40+	III	Extremely High	Extremely High

* Disease risk for type 2 diabetes, hypertension, CVD

Referência:

- http://www.health.gov/dietaryguidelines/dga2005/healthieryou/html/chapt er4.html 2005

7.8 Síndrome Metabólica

A síndrome metabólica afecta um em cada quatro adultos no Reino Unido.

Diagnóstico

Circunferência da cintura de 37 polegadas (92,5 cm) ou mais (homens europeus) ou 31,5 polegadas (78,75 cm) ou mais (mulheres europeias e do sul da Ásia).

Circunferência da cintura de 35,5 (88,75 cm) polegadas ou mais (homens do sul da Ásia).

Níveis elevados de triglicéridos e níveis baixos de HDL.

Pressão arterial consistentemente acima de 140/90mmHg.

Resistência à insulina (incapacidade de controlar os níveis de açúcar no sangue).
Aumento do risco de desenvolver trombose venosa profunda (TVP).
Tendência para desenvolver estados inflamatórios.
Causas
Tendência genética para a resistência à insulina.
Excesso de peso.
Fisicamente inativo.
A síndrome metabólica é especialmente comum em asiáticos e afro-caribenhos e em mulheres com síndrome dos ovários poliquísticos (SOP).
Referência:

- www.nhlbi.nih.gov/health/health-topics/topics/ms

7.9 Alterar a dieta e o peso
O Instituto Nacional de Excelência Clínica do Reino Unido (NICE) desenvolve diretrizes para as melhores práticas em muitos domínios clínicos. As suas diretrizes para a gestão do peso dos adultos indicam que um médico dos cuidados primários deve aconselhar a seguinte abordagem

- Ajudar as pessoas a avaliarem o seu peso e a procurarem um objetivo realista, ou seja, uma redução inicial de peso de 5-10%.
- O objetivo é uma perda de peso semanal máxima de 0,5-1 kg.
- Concentre-se em mudanças de estilo de vida a longo prazo e não em soluções rápidas a curto prazo.
- Utilizar uma abordagem alimentar equilibrada e saudável.
- Equilibrar as alterações na dieta com o aumento das quantidades de atividade ou exercício.
- Recomendar uma atividade física regular com conselhos práticos e realistas.
- Oferecer apoio e acompanhamento regulares e frequentes.
- Em particular, mudar o que se come a longo prazo em vez de "fazer dieta" .
- Analisar com a pessoa os potenciais lapsos ou situações de "alto risco" e como lidar com eles.

Referência:

- Gestão do excesso de peso e da obesidade nos adultos - serviços de gestão do peso no estilo de vida Diretrizes NICE PH53 2014

7.9.1 Alterações legislativas
Está a ser estudada a possibilidade de introduzir um imposto sobre os géneros alimentícios e os refrigerantes que contêm açúcar. Um estudo recente realizado no México
demonstrou que os impostos sobre as bebidas açucaradas reduziram significativamente as compras das bebidas tributadas. A partir de 2018, será introduzida no Reino Unido uma taxa sobre as bebidas açucaradas. As receitas serão utilizadas para financiar o desporto nas escolas primárias. A publicidade, a promoção de preços e o teor de açúcar dos alimentos devem ser restringidos. Referência:

- Colchero M, et al Compras de bebidas em lojas no México ao abrigo do imposto especial sobre o consumo de bebidas açucaradas BMJ 2016; 352:h6704

7.9.2 Cirurgia bariátrica
Uma perda de peso substancial e, consequentemente, a prevenção de 5000 ataques cardíacos, poderia ser conseguida se os 1,4 milhões de pessoas obesas no Reino Unido se submetessem a uma cirurgia bariátrica (bypass gástrico, gastrectomia em manga, banda gástrica). Referência:

- Ian J. Douglas et al Bariatric Surgery in the United Kingdom: A Cohort Study of Weight Loss and Clinical Outcomes in Routine Clinical Care (Um estudo de coorte sobre perda de peso e resultados clínicos em cuidados clínicos de rotina). PLOS Medicine doi:10.1371/ journal.pmed.1001925

7.9.3 Mudar o comportamento alimentar para perder peso

O primeiro passo é mudar a quantidade de comida que se come.

O segundo passo é mudar o que se come.

Apliquemos o modelo transteórico de mudança de Prochaska/Di Clementi (ver Factores de risco de DCV e prevenção primária - capítulo 3) Pré-contemplação/ Contemplação/ Preparação/ Ação/ Manutenção.

Referência:

- Hasler G Application of Prochaska's transtheoretical model of change to patients with eating disorders J Psychosom Res. 2004 Jul; 57(1):67-72

7.9.4 Mudança de dieta e peso - Processo

O Observatório Nacional da Obesidade, que está sob a alçada do Serviço Nacional de Saúde do Reino Unido, produziu uma publicação intitulada "Brief Interventions for Weight Management" (Intervenções breves para a gestão do peso) em abril de 2011.

A definição de objectivos específicos e exequíveis desde o início deverá ajudar a conseguir uma mudança de comportamento. É preferível concentrar-se em objectivos a curto prazo, uma vez que são mais realistas e tangíveis e menos difíceis de adiar. A maior probabilidade de realização proporciona recompensas mais rápidas e um reforço positivo.

Concentrar-se na mudança de comportamento e não na mudança fisiológica, por exemplo, reduzir a ingestão de gorduras em vez de reduzir os níveis de colesterol. As mudanças de comportamento são mais fáceis de conseguir e não dependem de factores fisiológicos que podem ter uma componente genética (como, por exemplo, o colesterol).

O autocontrolo melhora a eficácia ao permitir que o indivíduo identifique os seus progressos. Isto pode ser feito simplesmente mantendo um diário das alterações, por exemplo, da ingestão alimentar ou do exercício físico efectuado, ou registando a perda de peso. Isto proporciona um feedback positivo imediato.

Promover a auto-eficácia (ou seja, a confiança de um indivíduo na sua capacidade de realizar comportamentos específicos).

Para tal, explore os potenciais obstáculos - por exemplo, pergunte: "O que o impede de mudar de uma fatia de chocolate para uma fatia de fruta por dia?" e considere os factores que levaram a sucessos/fracassos anteriores.

Não se limite a dizer à pessoa o que ela deve fazer ou como deve mudar. Em vez disso, tente levá-lo a identificar as mudanças que pode fazer na sua vida. A monitorização e o acompanhamento regulares proporcionam oportunidades de controlo do peso e de outros parâmetros das doenças cardiovasculares, por exemplo, a tensão arterial, o feedback, o reforço positivo e o encorajamento.

Referência:

- Intervenções breves para controlo do peso Observatório Nacional da Obesidade 2011

7.9.5 Medicamentos para o controlo crónico do peso

Na UE, medicamentos como o Orlistat, a Naltrexona/Buropiona e o Liraglutide podem ser utilizados como adjuvantes na perda de peso. Nos EUA, a fentermina/Topiramato também estão disponíveis.

Orlistat Inibidor da lipase, reduz a absorção intestinal das gorduras. Uma cápsula de 120 mg tomada 1 hora após as refeições gordurosas. Efeitos secundários: esteatorreia e dores de cabeça. Deve também ser tomado um suplemento vitamínico, uma vez que a absorção de vitaminas solventes de gorduras é reduzida. A perda de peso é modesta: 2-3 kg por ano.

Dieta: Intervenção breve - vamos experimentar!

Mais uma oportunidade para desempenhar um papel: A Kate/Bill tem 56 anos, uma altura de 160 cm e um peso de 80 kg. O seu IMC é de 31,6 (= obeso). Faz 3 refeições por dia e, entre as refeições, come sobretudo bolos ou queijo. Come carne vermelha todos os dias ao jantar e come muitas batatas e pão. Não gosta de fruta e tende a comer apenas uma peça por dia. Come sempre alguns legumes ao almoço e ao jantar.

Desta vez, no vosso par, aquele que fingiu ser o médico da última vez deve ser o doente, e a outra pessoa que foi o doente da última vez deve ser o médico. Conversem durante cerca de 5 minutos sobre os hábitos alimentares da Kate/Bill - tentem uma breve intervenção!

Resumo - atingiu o seu objetivo e os seus objectivos?

Agora, considere as suas metas e objectivos no início deste capítulo e verifique se foram alcançados. O seu objetivo era ser capaz de promover a saúde cardiovascular dos seus pacientes, educando-os sobre a alimentação e a obesidade.

Objectivos:

- Rever os riscos de desenvolver DCV devido a uma dieta pobre.
- Ser capaz de obter uma história alimentar exacta de um paciente.
- Para saber mais pormenores sobre como uma alimentação saudável e a redução de peso podem melhorar a saúde cardiovascular e como falar com os doentes sobre o assunto.
- Saber como aconselhar os seus pacientes a modificar os seus hábitos alimentares.

Comparámos os problemas dos regimes alimentares pouco saudáveis no Reino Unido e na Escócia e destacámos alguns problemas comuns, algumas semelhanças e algumas diferenças.

Referência:

- NICE Obesidade em adultos: Programas de prevenção e gestão do peso no estilo de vida 2016 (em desenvolvimento)

CAPÍTULO 8

8. Atividade física e exercício físico

Pontos-chave

Os riscos da inatividade física em relação às doenças cardiovasculares são semelhantes aos associados à hipertensão, ao colesterol elevado e à obesidade.

Neste capítulo, analisamos a atividade física. Consideraremos a forma como o exercício afecta a saúde cardiovascular e geral, o nível de atividade física no Reino Unido e os efeitos sobre a mortalidade.

Em seguida, analisaremos em profundidade a forma como os médicos de clínica geral/profissionais de saúde podem ajudar os seus pacientes a aumentar a sua atividade física.

O objetivo deste capítulo é promover a saúde cardiovascular dos seus pacientes, educando-os para a atividade física.

Os objectivos são os seguintes:

- Rever os riscos de desenvolver DCV devido a uma atividade física inadequada.
- Para saber como o exercício pode melhorar a saúde cardiovascular e como falar com os doentes sobre este assunto.

8.1 Atividade física em Inglaterra

- Em Inglaterra, 24% dos homens e 10% das mulheres praticam uma atividade média a vigorosa durante pelo menos 30 minutos por dia.
- 14% dos adultos praticam regularmente exercício físico (média da UE: 9%).
- Ao longo de 10 anos, a percentagem de homens que cumpriam os requisitos de atividade física aumentou de 32% para 39% e a de mulheres de 21% para 29%.
- Em 2012, em Inglaterra, 67% dos homens cumpriam as diretrizes recomendadas. 70% dos homens com rendimentos mais elevados e 55% dos homens com rendimentos mais baixos. Os níveis mais elevados de atividade física são registados no sudeste de Inglaterra: 72% dos homens e 61% das mulheres; os mais baixos no noroeste de Inglaterra.
- A percentagem de rapazes e raparigas (dos 5 aos 15 anos) que atingem os níveis recomendados diminuiu entre 2008 e 2012.
- A distância média percorrida a pé ou de bicicleta por pessoa, por ano, diminuiu de 306 milhas em 1975 para 221 milhas em 2010.
- 15 milhões de adultos (57%) praticam desporto pelo menos uma vez por mês. Os desportos mais comuns são a natação, o futebol e o atletismo.
- 62% dos homens e 59% das mulheres consideram-se muito ou moderadamente activos no trabalho.
- Existe uma associação clara entre a atividade física e o IMC.

Referências:

- Estatísticas da atividade física da British Heart Foundation 2012 e 2015
- Centro de Informação do NHS Estatísticas sobre Obesidade, Atividade Física e Dieta Inglaterra 2013

8.1.1 Atividade física na Escócia

- Em 2010, 45% dos homens e 33% das mulheres na Escócia cumpriram as recomendações do Governo em matéria de atividade física. Os níveis têm vindo a aumentar lentamente desde meados da década de 1990.

- Os níveis de atividade física em 2012 foram os mesmos na Escócia e em Inglaterra.
- Em 2003, a Escócia introduziu uma estratégia nacional para o desporto.
- Em 2012, 73% dos rapazes e 68% das raparigas (dos 2 aos 15 anos) cumpriram os níveis recomendados de atividade física.
- Até 2022, o objetivo é que 50% dos adultos atinjam níveis mínimos de atividade.
- Atualmente, 2500 pessoas na Escócia morrem prematuramente todos os anos de doença coronária, devido principalmente à inatividade física.
- A esperança de vida dos homens nas zonas mais desfavorecidas é inferior a 70 anos, enquanto nas zonas mais ricas é de 78 anos.

Referências:

- Estatísticas da British Heart Foundation sobre CHD na Escócia em 2012 e 2015
- Grupo de Trabalho para a Atividade Física (2003)

8.2 O que motiva as pessoas a praticar exercício físico?

A prática regular de exercício físico é um comportamento multifatorial.

Os factores que influenciam a participação e a adesão ao exercício incluem Factores demográficos e biológicos, psicológicos, cognitivos e emocionais, atributos e competências comportamentais, sociais e culturais

influências, ambiente físico e caraterísticas da atividade física.

50% desistem no prazo de 6 meses.

8.2.1 Porque é que as pessoas não fazem exercício?

Falta de motivação.

Falta de tempo.

Não pode assumir compromissos regulares.

Acessibilidade.

Falta de energia.

Deficiência física ou mental.

Odiar o exercício.

O exercício é aborrecido.

Consciente de si próprio.

Não vejo benefícios.

Não sei como.

Impressão de que o exercício físico dói.

Talvez se lembrem de outras razões?

Referência:

- Kravitz L What motivates people to exercise IDEA Fitness Journal, Volume 8, Issue 1 2011

8.3 Atividade física - Factos essenciais

A atividade física e o exercício (ou a falta deles) são factores de risco independentes para muitos problemas de saúde, como se indica a seguir.

As pessoas que praticam exercício físico regular têm:

- até 35% menos risco de doença coronária e acidente vascular cerebral.
- até 50% menos risco de diabetes tipo 2.
- até 50% menos risco de cancro do cólon.
- até 20% menos risco de cancro da mama.

- um risco 30% menor de morte prematura.
- até 83% menos risco de osteoartrite.
- até 68% menos risco de fratura da anca.
- um risco 30% menor de quedas (entre os adultos mais velhos).
- até 30% menos risco de depressão.
- até 30% menos risco de demência.

Referência:

> NHS Choices Benefícios do exercício físico 2013

8.4 Atividade física e DCV

Vamos agora mostrar como a atividade física e o exercício se relacionam com a prevenção das doenças cardiovasculares.

Vamos considerá-los separadamente do peso e da alimentação, que foram abordados nos capítulos anteriores.

Embora se possa pensar que a obesidade resulta da falta de atividade física ou de exercício, tem sido difícil demonstrá-lo cientificamente, embora existam algumas provas de que as pessoas com excesso de peso e obesas levam um estilo de vida mais sedentário. Se este facto é ou não causal ou resultante dos problemas de peso, ainda não é claro.

Estão agora a surgir provas de que não só a atividade física e o exercício são importantes, mas também de que os episódios de comportamento sedentário podem ser prejudiciais. É claro que, até certo ponto, as pessoas não controlam o seu grau de sedentarismo diário, uma vez que este é influenciado pela sua profissão, tempos de deslocação, modos de vida, etc. No entanto, enquanto profissionais de saúde, deveríamos alertar os nossos doentes para o facto de que quanto mais tempo sedentário passarem, por exemplo, a ver televisão ou ao computador, piores serão os resultados para a saúde. Com um risco acrescido de mortalidade por todas as causas e cardiovascular, bem como de diabetes.

As recomendações para o tipo e grau de atividade física variam consoante a idade do indivíduo.

Estudos de sondagem revelaram que, em geral, os homens, as mulheres e as crianças britânicos não praticam atividade física suficiente nas suas rotinas semanais.

Referência:

> British Nutrition Foundation Physical activity & Health 2007 Nutrition Bulletin 32. 314-363

8.5 Avaliação **da** atividade física

A atividade física é o movimento corporal produzido pela contração dos músculos que aumenta substancialmente o gasto de energia.

O exercício é um movimento corporal planeado, estruturado e repetitivo, efectuado para melhorar ou manter uma ou mais componentes da aptidão física.

A atividade moderadamente intensa é uma atividade que leva a ficar quente, a respirar com mais força, com um batimento cardíaco mais rápido, mas mantendo a capacidade de continuar a conversar.

A atividade de intensidade vigorosa é uma atividade que leva a ficar muito mais quente, a respirar com muito mais força e o coração a bater mais depressa, tornando difícil continuar uma conversa.

Seguem-se exemplos de actividades moderadas e vigorosas: Moderada = caminhada rápida, andar de bicicleta.

Vigoroso = jogging, natação, futebol.

Pergunte ao seu doente com que frequência pratica atividade física ou exercício.

8.5.1 O Short Physical Activity Questionnaire ajuda-o a determinar a quantidade de

exercício que o seu doente está a fazer. Como pode ver, a pergunta refere-se à quantidade de atividade física que o doente realizou nos últimos 7 dias, classificando a atividade em ligeira, moderada e extenuante.

8.5.2 Questionário de Atividade Física para Clínicos Gerais

Data..........................

Nome........................

1. Indique-nos o tipo e a quantidade de atividade física envolvida no seu trabalho.

		Please mark one box only
a	I am not in employment (e.g. retired, retired for health reasons, unemployed, full-time carer etc.)	
b	I spend most of my time at work sitting (such as in an office)	
c	I spend most of my time at work standing or walking. However, my work does not require much intense physical effort (e.g. shop assistant, hairdresser, security guard, childminder, etc.)	
d	My work involves definite physical effort including handling of heavy objects and use of tools (e.g. plumber, electrician, carpenter, cleaner, hospital nurse, gardener, postal delivery workers etc.)	
e	My work involves vigorous physical activity including handling of very heavy objects (e.g. scaffolder, construction worker, refuse collector, etc.)	

2. Durante *a última semana*, quantas horas gastou em cada uma das seguintes actividades? *Responda se está empregado ou não*

Please mark one box only on each row

		None	Some but less than 1 hour	1 hour but less than 3 hours	3 hours or more
a	Physical exercise such as swimming, jogging, aerobics, football, tennis, gym workout etc.				
b	Cycling, including cycling to work and during leisure time				
c	Walking, including walking to work, shopping, for pleasure etc.				
d	Housework/Childcare				
e	Gardening/DIY				

3. How would you describe your usual walking pace? Please mark one box only.

Slow pace (i.e. less than 3 mph)		Steady average pace	
Brisk pace		Fast pace (i.e. over 4mph)	

Referência:

- Questionário curto de atividade física NHS https://www.gov.uk/government/...data/.../GPPAQ_-_guidance.pdf 2006

8.6 Orientações para a atividade física

O governo do Reino Unido está preocupado com o aumento das taxas de obesidade e com o aumento do estilo de vida sedentário dos seus habitantes. Como tal, elaborou diretrizes que recomendam níveis de atividade por semana.

- Em 2011, o Ministério da Saúde do Reino Unido elaborou diretrizes que recomendam que os adultos (19-64 anos de idade) devem ter como objetivo a atividade diária.
- Isto deve corresponder, semanalmente, a pelo menos 150 minutos de atividade moderada intensa em episódios de 10 minutos ou mais, por exemplo, 30 minutos 5 vezes por semana.
- Podem ser obtidos benefícios comparáveis com 75 minutos de atividade de intensidade vigorosa durante uma semana.
- Os adultos devem praticar uma atividade de fortalecimento muscular duas vezes por semana.
- Os adultos devem reduzir ao mínimo o tempo passado em actividades sedentárias. Referências:
  - O papel da atividade física na luta contra a obesidade. Relatório de uma consulta técnica conjunta OMS/ISBNPA, Liubliana, Eslovénia. Copenhaga, Gabinete Regional da OMS para a Europa 2012
  - NICE Conselhos breves sobre atividade física para adultos nos cuidados primários maio de 2013

8.6.1 Recomendações para a atividade física

Embora as diretrizes indiquem que o objetivo é fazer exercício moderado durante 30 minutos, 5 vezes por semana, ou intenso durante 75 minutos por semana, deve reconhecer-se que começar a este nível a partir de um estilo de vida sedentário também pode prejudicar a saúde. O doente deve ser informado de que os níveis de intensidade e o tempo de exercício devem ser aumentados gradualmente. O exercício deve ser efectuado com regularidade. O doente pode aconselhar-se junto do médico de família ou de um profissional do desporto, por exemplo, um personal trainer ou um técnico de exercício físico.

É mais provável que as pessoas façam coisas de que gostem e que possam facilmente integrar na sua rotina semanal. Algumas pessoas podem preferir exercício conveniente e de baixo custo, como jogging, caminhada rápida ou ciclismo, enquanto outras podem beneficiar mais de actividades de grupo, como aulas de aeróbica ou de dança, ou desportos de equipa. Discuta com os seus doentes qual a forma de exercício que eles gostam de fazer e o que é realista para eles integrarem nas suas vidas.

Embora muitas tarefas domésticas, como a jardinagem e a limpeza, possam ser exigentes do ponto de vista aeróbico, a realização destas tarefas não substitui a necessidade de fazer exercício formal regular. O exercício formal pode garantir que se atinja e mantenha a quantidade adequada de desafios aeróbicos e de construção muscular de uma forma que as tarefas diárias não conseguem.

Utilizando tudo o que aprendeu até agora, pense em formas de conversar com um doente sobre como aumentar a quantidade de atividade física que ele pratica numa semana.

Referência:

- Recomendações globais da OMS sobre atividade física para a saúde 2010

8.7 Motivar as pessoas para o exercício físico

Tal como acontece com outras modificações do estilo de vida, como o álcool, o tabaco e a alimentação, é útil aplicar o modelo transteórico de mudança de Prochaska/Di Clementi (ver Factores de risco de DCV e prevenção primária, capítulo 3).

Pré-contemplação/Contemplação/Preparação/Ação/Manutenção. Referência:

- Kravitz L Motivação para o exercício: What Starts and Keeps People Exercising? https://www.unm. edu/ ~lkravitz/ Article%20folder/ExerciseMot.pdf

Em resumo

Neste capítulo, considerámos o fator de risco modificável da DCV, a atividade física inadequada.

- Descrevemos a sua relevância para o tema da saúde cardiovascular e fornecemos alguns dados sobre a natureza e a dimensão do problema no Reino Unido e na Escócia.
- O nosso objetivo é promover a saúde cardiovascular dos seus pacientes, informando-os sobre os riscos de uma atividade física inadequada e os benefícios do exercício.
- Apresentámos brevemente o tema da atividade física e a sua importância.
- Sugerimos formas de avaliar a atividade física de um doente e fornecemos alguns pormenores sobre as recomendações actuais do Reino Unido, que pode utilizar como quadro de referência para as recomendações aos seus doentes.
- Demonstrámos como o exercício físico pode melhorar a saúde cardiovascular e como falar com os doentes sobre este assunto.

CAPÍTULO 9

9. Stress

Pontos-chave

Existem boas provas de que o stress aumenta o risco de DCV.

Este capítulo concentra-se no papel que o stress pode desempenhar no desenvolvimento ou agravamento da DCV.

Objetivo

- Reconhecer e diagnosticar o stress nos pacientes.
- Aconselhar os doentes a gerir e a reduzir o stress.

9.1 O stress e a sua relação com as doenças cardiovasculares

Um extenso estudo Whitehall realizado no Reino Unido entre os funcionários públicos revelou que os que tinham menos controlo sobre o seu trabalho apresentavam as taxas mais elevadas de doenças cardíacas.

Uma meta-análise de 13 estudos de coorte europeus (1985-2006), envolvendo um total de 197.475 adultos trabalhadores da Finlândia, Suécia, Dinamarca, Países Baixos, Bélgica, França e Inglaterra, concluiu que o stress no trabalho estava associado a um aumento de quase 25% do risco de doença coronária e que a associação se mantinha significativa quando se ajustavam os factores de confusão.

Na Austrália, um grupo de peritos concluiu que existe uma ligação forte e consistente entre a depressão, o isolamento social e a falta de apoio social de qualidade e as doenças cardíacas. Estes factores são tão perigosos para a saúde do coração como os níveis anormais de lípidos no sangue, o tabagismo e a tensão arterial elevada.

Mas o mesmo grupo não encontrou uma ligação entre as doenças cardíacas e os acontecimentos crónicos da vida, o stress no trabalho, os padrões de comportamento do tipo A, a hostilidade, as perturbações de ansiedade ou as perturbações de pânico.

No entanto, outros investigadores descobriram uma forte ligação entre a ansiedade e as doenças cardíacas.

A investigação prossegue nesta área para definir mais claramente que tipos de stress são mais susceptíveis de desencadear DCV. Seja qual for o resultado, já sabemos que os diferentes tipos de stress tendem a agrupar-se. Quando isso acontece, o risco resultante de eventos cardíacos é muitas vezes substancialmente elevado.

Referências:

- Stress no trabalho e saúde: o estudo Whitehall 11 2004
- Mika Kivimaki, Solja T Nyberg, G David Batty, Eleonor I Fransson, Katriina Heikkila. Lars Alfredsson, et al. "Job strain as a risk fator for coronary heart disease: a collaborative metaanalysis of individual participant data." Lancet, 14 de setembro de 2012
- Bunker Stress & Coronary heart disease: psychosocial factors Med J Aust 2003, 178 (6): 272-6

9.2 Porque é que as pessoas ficam stressadas?

Profissões como os serviços prisionais, a polícia, a assistência social, o ensino, a enfermagem e a medicina.

Horários de trabalho longos.

Exames e entrevistas.

Separação ou divórcio dos pais.

Doença ou morte de um membro da família.
Mudança de escola ou de emprego.
Realização de demasiadas actividades.
A solidão.
Mudança de casa.
O casamento.
Problemas sociais com amigos ou familiares.
Pressão dos pares relativamente ao consumo de tabaco, álcool ou drogas.
Intimidação na escola.
Amigos que se vão embora.
Não se enquadrar num grupo.
Alterações no peso ou na forma do corpo.
Baixa estima.
Pré-menstrual.
Pós-traumático, nomeadamente em membros das forças armadas, bombeiros, etc.
E muitas outras causas.

Referências:

- Associação Americana de Psicologia: "Saúde Mente/Corpo: Stress" Orth-Gomer, K. The Journal of the American Medical Association; 2000.
- www.webmd.com/balance/guide/causes-of-stress?page=2

9.3 Sintomas de stress

O stress pode afetar a forma como se sente, pensa, se comporta e como o seu corpo funciona. De facto, os sinais comuns de stress incluem problemas de sono, suores, perda de apetite e dificuldade de concentração.
Pode sentir-se ansioso, irritável ou com baixa autoestima, e pode ter pensamentos acelerados, preocupar-se constantemente ou rever coisas na sua cabeça. Pode notar que perde a calma mais facilmente, bebe mais ou age de forma irracional.
Pode também sentir dores de cabeça, tensão ou dores musculares, ou tonturas.
Em caso de doença coronária estabelecida, a ansiedade e o stress podem provocar angina.
Algumas pessoas tentam lidar com o stress fumando, bebendo muito álcool e comendo demais, o que aumenta o risco de DCV.

Referência:

- Health & Safety Executive Sinais e sintomas do stress relacionado com o trabalho www.hse.gov.uk/stress/ furtheradvice/signsandsymptoms.htm 2014

9.4 Avaliar o stress

Os questionários, como o Holmes-Rahe Life Stress Inventory, podem ser preenchidos pelo doente e podem ajudar a avaliar a gravidade do seu stress e ansiedade.

Referência:

- American Institute of Stress Holmes-Rahe Life Stress Inventory www.stress.org/holmes-rahe-stress-inventory

9.5 Gestão do stress

Mudanças no estilo de vida, como uma dieta equilibrada e atividade física regular, ajudá-lo-ão a lidar com o stress.

Identificar e evitar situações que o fazem sentir-se stressado em casa ou no trabalho, sempre que possível, ajuda muitas vezes a reduzir o stress.
É importante aprender a relaxar. O ioga, o tai chi, outras técnicas de relaxamento e técnicas de gestão do stress utilizadas diariamente podem ajudar.
Referência:

- Smith M Guia de Ajuda para a Gestão do Stress.org 2015 http://www.helpguide. org/ articles/stress/ stress-management.htm

9.5.1 Ajudas ao relaxamento

9.5.2 Respiração relaxada

Pratique a respiração profunda a uma hora regular e num local calmo onde não seja incomodado. Desaperte ou tire as roupas apertadas que tem vestidas, como sapatos ou casacos. Sinta-se completamente confortável. Sente-se numa cadeira confortável que apoie a sua cabeça ou deite-se no chão ou numa cama. Coloque os braços nos braços da cadeira, ou no chão ou na cama, um pouco afastados do lado do corpo e com as palmas das mãos para cima. Se estiver deitado, estique as pernas, mantendo-as afastadas à largura das ancas ou ligeiramente mais largas. Se estiver sentado numa cadeira, não cruze as pernas.
Um bom relaxamento começa sempre com a concentração na respiração. A forma de o fazer é inspirar e expirar lentamente e num ritmo regular, o que o ajudará a acalmar-se.

- Encha todos os seus pulmões de ar, sem forçar. Imagine que está a encher uma garrafa, de modo a que os seus pulmões se encham a partir do fundo.
- Inspire pelo nariz e expire pela boca. Inspire lenta e regularmente, contando de um a cinco.
- Depois, deixe a respiração sair lentamente, contando de um a cinco.
- Continue a fazer isto até se sentir calmo. Respire sem parar ou suster a respiração.
- Pratique esta respiração relaxada durante três a cinco minutos, duas a três vezes por dia (ou sempre que se sentir stressado).

9.5.3 Relaxamento muscular profundo

Esta técnica dura cerca de 20 minutos. Estica sucessivamente diferentes músculos e depois relaxa-os, para libertar a tensão do corpo e relaxar a mente.
Encontre um local quente e calmo, sem distracções. Ponha-se completamente confortável, sentado ou deitado. Feche os olhos e comece por se concentrar na sua respiração; respire lenta e profundamente, como descrito acima.
Se tem dores em determinados músculos ou se há músculos em que tem dificuldade em concentrar-se, dedique mais tempo a relaxar outras partes.
Pode querer pôr a tocar uma música suave para ajudar a relaxar. Tal como acontece com todas as técnicas de relaxamento, o relaxamento muscular profundo requer um pouco de prática antes de começar a sentir os seus benefícios.
Para cada exercício, mantenha o alongamento durante alguns segundos e depois relaxe. Repita-o algumas vezes. É útil manter a mesma ordem à medida que vai trabalhando os grupos musculares:

- Rosto: empurrar as sobrancelhas juntas, como se estivesse a franzir a testa, e depois soltar.
- Pescoço: inclinar suavemente a cabeça para a frente, empurrando o queixo para baixo em direção ao peito, e depois voltar a levantar lentamente.
- Ombros: puxe-os para cima em direção às orelhas (encolher de ombros), depois relaxe-os para baixo em direção aos pés.

- Peito: respirar lenta e profundamente até ao diafragma (abaixo da costela inferior), de modo a utilizar a totalidade dos pulmões. Em seguida, expire lentamente, permitindo que a barriga se desinfle à medida que todo o ar é expirado.
- Braços: estique os braços para longe do corpo, estique-os e depois relaxe.
- Pulsos e mãos: estique o pulso, puxando a mão para cima na sua direção, e estique os dedos e os polegares, depois relaxe.
- Pernas: empurre os dedos dos pés para longe do corpo, depois puxe-os para o corpo e depois relaxe.
- Depois do relaxamento, passe algum tempo deitado em silêncio com os olhos fechados. Quando se sentir preparado, alongue-se e levante-se lentamente.

Referência:

➢ NHS Choices Stress, ansiedade e depressão: Dicas de relaxamento para aliviar o stress 2015

Em resumo

- Como compreender a associação entre o stress e o risco de DCV.
- Como reconhecer o stress no seu doente.
- Como avaliar o significado do stress.
- Como aconselhar a autogestão do stress.

CAPÍTULO 10

Gestão de problemas médicos

10. Hipertensão

Pontos-chave

O aumento da pressão arterial é um importante fator de risco para as doenças cardiovasculares e os acidentes vasculares cerebrais.

Os objectivos do presente capítulo são apresentados a seguir:

- Saber como diagnosticar e investigar a Hipertensão Arterial.
- Ter uma compreensão básica do tratamento da Hipertensão.
- Saber quando encaminhar os doentes para especialistas.
- Saber onde aceder a algoritmos adequados para referência e aprendizagem posterior.
- Utilizar estes conhecimentos para tomar decisões de gestão.
- Discutir os factores locais que podem afetar estas decisões.

Neste capítulo, revemos a investigação e o tratamento da hipertensão, descrevendo em pormenor os algoritmos de gestão e tratamento adequados. De seguida, analisamos uma série de casos. Poderá utilizá-los para discutir o tratamento dos doentes com os seus colegas. No final do capítulo, analisamos a forma como os médicos podem gerir estas patologias na sua própria prática clínica.

10.1 Causas da hipertensão

Em 90 a 95% dos casos, a causa é desconhecida. É a chamada hipertensão essencial ou primária. Historial familiar, possíveis factores genéticos, aumento da idade, raça - na América do Norte, a população negra tem uma incidência duas vezes superior à da população branca.

branco, a dieta - aumento do consumo de sal e baixos níveis de potássio, cálcio e magnésio - e o stress podem desempenhar um papel no seu desenvolvimento.

Hipertensão secundária

Em 5 a 10% dos casos, existem causas definidas conhecidas. Estas incluem a nefropatia diabética, a doença renal policística, a doença renal glomerular, a hipertensão reno-vascular, a síndrome de Cushing, o hiperaldosteronismo, o feocromocitoma, a coartação da aorta, a pré-eclâmpsia e a eritematose lúpica. Medicamentos sujeitos a receita médica, por exemplo, contraceptivos orais, AINEs, descongestionantes, medicamentos utilizados após transplantes de órgãos. Certos remédios à base de plantas, incluindo o ginseng e a erva de São João. Drogas ilegais, como cocaína, anfetaminas, metanfetaminas cristalinas.

Referência:

- Bakris G Visão geral da hipertensão Manual Merck 2014

10.2 Hipertensão sistólica isolada

O aumento da rigidez vascular nas pessoas com mais de 60 anos provoca um aumento da pressão de pulso, com um risco acrescido de acidente vascular cerebral. Pressão arterial >140/<90 mm Hg.

O tratamento é idêntico ao da hipertensão sistólica e diastólica, mas com diuréticos tiazídicos de baixa dose e antagonistas do cálcio de ação lenta/longa.

Referência:

- van Zwietin P Tratamento medicamentoso da hipertensão sistólica isolada

Nephrol.Dial.Transplant (2001) 16 (6):1095-1097

10. 3Prevalência mundial da hipertensão

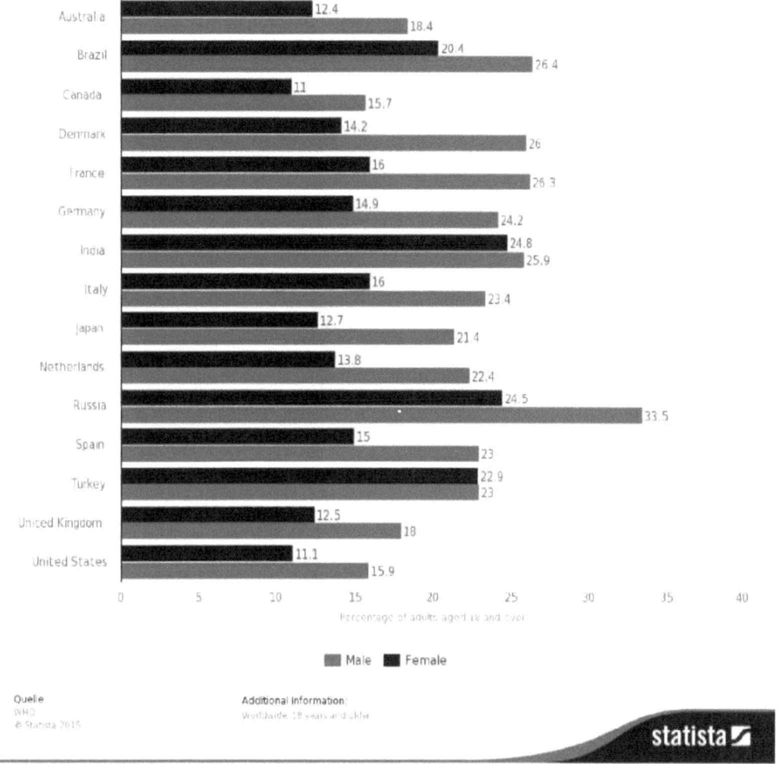

Referência:

- ➢ http://www.statista.com/graphic/1/280143/prevalence-of-raised-blood- pressure-in-selected-countries-by-gender.jpg 2014

10.4 Hipertensão no Reino Unido

- Existem 7 milhões de pessoas com hipertensão arterial diagnosticada no Reino Unido.
- Em Inglaterra, 32% dos homens e 29% das mulheres sofrem de hipertensão arterial.
- Na Escócia, 35% dos homens e 30% das mulheres sofrem de tensão arterial elevada.
- 5 milhões de pessoas no Reino Unido têm tensão arterial elevada não diagnosticada.
- Cerca de 30% dos adultos no Reino Unido sofrem de hipertensão arterial e até 50% destes não estão a receber tratamento.

Referência:

- ➢ Estatísticas sobre doenças coronárias da British Heart Foundation 2012 e 2015

10.5 Hipertensão - Medição da tensão arterial

Em primeiro lugar, vamos destacar uma série de considerações relativamente à medição da tensão arterial. Como clínicos, todos nós fomos ensinados a medir a tensão arterial.
No entanto, os aparelhos de medição da tensão arterial devem ser corretamente validados, mantidos e recalibrados regularmente de acordo com as instruções do fabricante.
Se utilizar um dispositivo automático de controlo da tensão arterial, certifique-se de que o dispositivo está validado e de que é utilizada uma braçadeira de tamanho adequado ao braço da pessoa.
Ao medir a tensão arterial no consultório ou em casa, normalizar o ambiente e proporcionar um ambiente descontraído e temperado, com a pessoa calma e sentada e com o braço estendido e apoiado.
Palpar o pulso radial ou braquial antes de medir a tensão arterial, uma vez que os dispositivos automáticos podem não medir com exatidão se existir uma irregularidade de pulso, como a fibrilhação auricular. Se existir uma irregularidade de pulso, medir a tensão arterial manualmente, utilizando a auscultação direta da artéria braquial.
Referência:

- Diretrizes da NICE sobre Hipertensão Página http://guidance.nice.org.uk/CG127

10.5.1 Hipertensão - Diagnóstico

Tensão arterial clínica
Como sabe, uma tensão arterial elevada registada numa única consulta clínica não deve ser considerada como um diagnóstico de hipertensão. Efetuar uma segunda leitura e, se esta for consideravelmente diferente da primeira, efetuar uma terceira leitura. Registar a mais baixa das duas últimas leituras como a tensão arterial clínica.
Confirmação do diagnóstico
Se a tensão arterial no consultório for superior a 140/90, recomenda-se que a tensão arterial seja medida durante um período de tempo no próprio ambiente da pessoa, utilizando um aparelho de registo ambulatório da tensão arterial (MAPA) ou através da monitorização domiciliária da tensão arterial (MAPA) utilizando um aparelho de medição automática da tensão arterial.
MAPA
Se estiver a utilizar um aparelho de registo ambulatório, deve certificar-se de que são efectuadas pelo menos duas medições válidas por hora durante as horas normais de vigília da pessoa. Se não for esse o caso, deve repetir o registo ambulatório ou considerar a monitorização da tensão arterial em casa, utilizando uma máquina de tensão arterial automática.
Se o registo ambulatório tiver sido bem sucedido, deve calcular a média de, pelo menos, 14 medições e utilizar a leitura média para confirmar o diagnóstico de hipertensão.
HBPM
Se estiver a utilizar o registo domiciliário para confirmar o diagnóstico, cada medição deve ser efectuada duas vezes, com o doente sentado e com um minuto de intervalo entre as medições. A tensão arterial deve ser registada duas vezes por dia durante pelo menos 4 dias, idealmente durante 7 dias.
Rejeitar as medições efectuadas no primeiro dia e calcular a média das restantes medições para confirmar o diagnóstico de hipertensão.
Lembre-se que uma tensão arterial aparentemente elevada pode dever-se ao efeito da bata branca. O termo "bata branca" provém de referências às batas brancas tradicionalmente usadas pelos médicos. O efeito da bata branca significa que a tensão arterial é mais elevada quando é medida num ambiente médico do que quando é medida em casa.
Avaliação complementar
Enquanto se aguarda esta confirmação do diagnóstico, podem ser efectuadas investigações para

detetar lesões nos órgãos-alvo e pode ser feita uma avaliação completa dos factores de risco cardiovascular. Considerar as causas secundárias da hipertensão.

Referência:

- Ghuman N Role of Ambulatory and Home Blood Pressure Recording in clinical practice Curr Cardiol Rep. 2009 Nov; 11(6): 414 421.

10.6 Avaliação da lesão de órgãos-alvo

É importante avaliar se existe alguma evidência de lesão dos órgãos-alvo.

Examinar o fundo da retina para detetar a presença de retinopatia hipertensiva.

Analisar a urina para detetar a presença de proteínas e de sangue utilizando uma tira reagente e enviar uma amostra para o laboratório para determinar a relação albumina/creatinina.

Colher uma amostra de sangue para medir a glicose plasmática, electrólitos, creatinina, taxa de filtração glomerular estimada (TFGe), colesterol total sérico e colesterol HDL.

Providenciar a realização de um eletrocardiograma de 12 derivações.

Referência:

- Shlomai G Assessment of target organ damage in the evaluation and follow-up of hypertensive patients: where do we stand? J Clin Hypertens. 2013 Oct; 15(10):742-7

10.7 Graus de hipertensão

A hipertensão, no passado, foi classificada como ligeira, moderada, grave e maligna, mas a classificação aqui utilizada é a adoptada pelo National Institute for Clinical Excellence e pela British Hypertension Society no Reino Unido. Esta classificação classifica a hipertensão em fase 1, fase 2, grave e acelerada. Utiliza tanto a medição clínica como a TA média. Esta classificação da hipertensão é útil porque orienta o tratamento.

Hipertensão em fase 1

A tensão arterial clínica é igual ou superior a 140/90 mm Hg e a tensão arterial média diurna da MAPA subsequente ou a tensão arterial média da HBPM é igual ou superior a 135/85 mm Hg.

Hipertensão em fase 2

A tensão arterial clínica é igual ou superior a 160/100 mm Hg e a tensão arterial média diurna da MAPA subsequente ou a tensão arterial média da HBPM é igual ou superior a 150/95 mm Hg.

Hipertensão grave

A tensão arterial sistólica clínica é igual ou superior a 180 mm Hg ou a tensão arterial diastólica clínica é igual ou superior a 110 mm Hg.

Hipertensão acelerada

A tensão arterial sistólica clínica é igual ou superior a 180 mm Hg ou a tensão arterial diastólica clínica é igual ou superior a 110 mm Hg e há sinais de papiledema ou hemorragia da retina.

10.8 Gestão da hipertensão

Hipertensão no estádio 1

Na hipertensão de fase 1, o tratamento habitual seria concentrar-se em intervenções no estilo de vida, na educação do doente e em intervenções de apoio à adesão, para reduzir a PA e reduzir o risco cardiovascular, e efetuar uma revisão anual.

No entanto, se houver provas de lesões em órgãos-alvo ou se o risco cardiovascular a 10 anos for superior a 20%, deve ser considerado o tratamento medicamentoso para além destas medidas.

Os doentes jovens com menos de 40 anos devem ser considerados para encaminhamento para um especialista para investigação de causas secundárias de hipertensão e de lesões em órgãos-alvo.

Hipertensão no estádio 2

Os doentes com hipertensão de fase 2 devem receber tratamento medicamentoso, para além de intervenções no estilo de vida, educação do doente e intervenções para apoiar a adesão.

Hipertensão grave

Os doentes com hipertensão grave devem receber tratamento medicamentoso com base apenas nas medições clínicas, sem esperar pela confirmação do diagnóstico através da monitorização ambulatória da PA ou da monitorização domiciliária da PA. A estes doentes devem também ser propostas intervenções no estilo de vida, educação do doente e intervenções para apoiar a adesão.

Hipertensão acelerada

Os doentes com hipertensão acelerada ou com suspeita de feocromocitoma devem ser encaminhados para um especialista no mesmo dia.

O feocromocitoma apresenta-se com ansiedade ou ataques de pânico, hipertensão lábil ou hipotensão postural, cefaleias, palpitações, palidez ou rubor e transpiração excessiva.

Referência:

- NICE Hipertensão Controlo clínico da hipertensão primária em adultos CG 127 2011

10.9 Intervenções no estilo de vida

Os conselhos sobre o estilo de vida devem ser oferecidos inicialmente e depois periodicamente a todas as pessoas que estão a ser avaliadas ou tratadas para a hipertensão.

As intervenções ao nível do estilo de vida incluem aconselhamento e apoio na alteração da dieta, aumento do exercício físico, redução do peso, redução do consumo de álcool, redução do consumo de cafeína, redução do consumo de sódio e cessação do tabagismo.

Devem ser utilizados todos os meios de apoio disponíveis, tais como folhetos escritos, meios audiovisuais, educação informatizada dos doentes, material específico, etc.

serviços no âmbito do sistema de saúde e grupos de apoio aos doentes que promovem a mudança de estilo de vida. As terapias de relaxamento podem reduzir a tensão arterial e as pessoas podem querer experimentá-las.

Nos capítulos anteriores, todas estas questões foram analisadas em maior pormenor. Referência:

- Elhani S Lifestyle interventions in the management of hypertension: a survey based on the opinion of 105 practitioners Neth Heart J. 2009 Jan; 17(1): 9 -12

10.10 Tratamento da toxicodependência

Passemos agora ao tratamento da toxicodependência no Reino Unido.

Princípios gerais:

Para que o tratamento medicamentoso seja bem sucedido, o doente tem de aderir ao tratamento e, ao planear o tratamento, devem ser encorajadas todas as medidas que o promovam. Tentar utilizar o menor número possível de medicamentos e tentar utilizar um regime de dosagem única diária.

Evitar combinações de medicamentos com modos de ação semelhantes. Por exemplo, não combinar um inibidor da enzima de conversão da angiotensina (ACE) com um bloqueador dos receptores da angiotensina 11 (ARB).

A hipertensão sistólica isolada (se a pressão arterial sistólica for igual ou superior a 160 mm HG) deve ser tratada da mesma forma que os doentes com hipertensão sistólica e diastólica.

Os doentes com mais de 80 anos devem ser tratados como os doentes mais jovens. No entanto, correm um maior risco de efeitos secundários e interações medicamentosas devido a co-morbilidades e polifarmácia, pelo que é necessário ter cuidado.

Um algoritmo que descreve pormenorizadamente o tratamento medicamentoso da hipertensão pode ser encontrado nas vias NICE 2016.

Em cada fase do tratamento, se o tratamento parecer ineficaz, é importante considerar a não adesão do doente antes de acrescentar medicamentos adicionais.

Referência:

- Vias NICE 2016
  pathways.nice.org.uk/pathways/hypertension

10.10.1 Educação do doente e adesão ao tratamento

Educação do doente

- Ajudar as pessoas a fazerem escolhas informadas, fornecendo orientações e materiais sobre os benefícios dos medicamentos e os efeitos secundários indesejáveis por vezes sentidos.
- Informe as pessoas sobre as organizações de doentes que têm fóruns para partilhar opiniões e informações.
- Oferecer uma revisão anual dos cuidados para monitorizar a tensão arterial, prestar apoio às pessoas e discutir o seu estilo de vida, sintomas e medicação.

Intervenções para apoiar a adesão ao tratamento

Só utilizar intervenções para ultrapassar problemas práticos associados à não adesão se for definida uma necessidade específica. Orientar a intervenção para essa necessidade.

As intervenções podem incluir:

Incentivar a auto-monitorização da tensão arterial. Sugerir o auto-registo da toma de medicamentos. Simplificar o regime de dosagem. Utilizar embalagens alternativas para o medicamento se o doente tiver dificuldade em abrir o recipiente do medicamento, por exemplo, devido a dedos artríticos. Utilizar um sistema de medicamentos com vários compartimentos.

A hipertensão é frequentemente uma doença sem sintomas e as pessoas podem sentir-se inseguras quanto aos benefícios de tomar medicação para toda a vida, especialmente se esta tiver efeitos secundários, for difícil de tomar ou for dispendiosa. A educação e o apoio são necessários para encorajar a adesão dos doentes ao aconselhamento e ao tratamento.

Referência:

- Sandra van Dulmen Adesão do paciente ao tratamento médico: uma revisão das revisões BMC Health Services Research 2007, 7:55

10.10.2 Objectivos do tratamento e monitorização

Monitorização do tratamento

Na monitorização do tratamento, utiliza-se geralmente a medição da tensão arterial no consultório. No entanto, se um doente parecer ser suscetível ao efeito da bata branca, deve ser considerada a monitorização da PA em casa ou em ambulatório como forma de avaliar a resposta ao tratamento.

Objectivos de pressão arterial

Tensão arterial clínica: As pessoas com menos de 80 anos têm como objetivo uma tensão arterial inferior a 140/90 mm Hg. As pessoas com mais de 80 anos têm como objetivo uma tensão arterial inferior a 150/90 mm Hg.

Média diurna da pressão arterial ABPM ou média da pressão arterial HBPM durante as horas de vigília: As pessoas com menos de 80 anos têm como objetivo uma tensão arterial inferior a 135/85 mm Hg. As pessoas com mais de 80 anos têm como objetivo uma tensão arterial inferior a 145/85 mm Hg.

Não existe evidência sobre o período ideal entre as revisões da medicação depois de a PA de uma pessoa estar controlada. No entanto, recomenda-se a realização de um mínimo de uma revisão anual presencial da PA e da medicação.

Referência:

- Diretrizes da NICE sobre Hipertensão Página http://guidance.nice.org.uk/CG127

Vinhetas de casos

Como é que geriria cada um dos dois casos seguintes?

Discuta cada caso com um colega e, com base nas caraterísticas clínicas do caso, elabore um plano de tratamento para o doente. Em seguida, escreva as razões que o levaram a tomar estas decisões.

Caso 1

Um homem de 40 anos comparece no seu consultório com uma infeção no peito. Admite que fuma 40 cigarros por dia. Ao exame, verifica que a tensão arterial é de 162/100. O seu HeartScore de risco a 10 anos é de 20%.

Caso 2

Uma mulher de 60 anos tem uma tensão arterial persistentemente elevada (média de 146/94 na monitorização domiciliária). Admite que consome 30 unidades de álcool por semana. A sua creatinina sérica é de 130 mmol/l (intervalo de referência 45-90) e o rácio albumina/creatinina urinária está aumentado.

O que é que se pode fazer?

Pense: quais são as questões locais no Reino Unido em relação à gestão da hipertensão e como é que estas podem ser modificadas para garantir os melhores cuidados para os seus doentes?

Pense e discuta com um colega a forma como trataria a hipertensão. Pense também nos problemas que pode enfrentar no tratamento destes doentes e nas soluções práticas para esses problemas. Escreva-as.

Em resumo

Neste capítulo, tem:

- Reforçou os seus conhecimentos sobre o diagnóstico, a investigação e o tratamento da hipertensão e analisou quando encaminhar os doentes para os especialistas.
- Considerar a aplicação destes conhecimentos a casos clínicos.
- Começou a considerar questões locais no Reino Unido que podem afetar a sua capacidade de gerir estes doentes.

CAPÍTULO 11

11. Colesterol

Pontos-chave

O aumento dos níveis de colesterol é um importante fator de risco para as doenças cardiovasculares. Neste capítulo, revemos a utilização de fármacos hipolipemiantes na prevenção primária da DCV e detalhamos o tratamento adequado.

Objectivos:

Os objectivos do presente capítulo são apresentados a seguir:

- Analisar a incidência de colesterol elevado no Reino Unido.
- Saber quando utilizar medicamentos para baixar os lípidos na prevenção primária da doença cardiovascular.

11.1 O papel dos lípidos no desenvolvimento das doenças cardiovasculares

A carne, as aves de capoeira, os ovos e os produtos lácteos são as principais fontes alimentares de colesterol e triglicéridos.

O colesterol e os triglicéridos são transportados no sangue pelas lipoproteínas para o fígado. Aí são metabolizados em lípidos de muito baixa densidade (VLDL), que são segregados no plasma e convertidos inicialmente em lípidos de densidade intermédia (IDL) e posteriormente em lípidos de baixa densidade (LDL).

Estes podem depositar-se na íntima arterial, formando placas ateromatosas. Os lípidos de alta densidade (HDL) transportam o colesterol para o fígado, onde é excretado para o intestino.

Os êmbolos de colesterol podem causar a oclusão de vasos sanguíneos em muitos órgãos.

Referência:

- Blaton V O papel dos lípidos e da doença coronária: diretrizes para o diagnóstico e tratamento vol 14 2 Federação Internacional de Química Clínica e Medicina Laboratorial (IFCC) 2003

11.2 Causas secundárias de hiperlipidemia

A síndrome nefrótica, o hipotiroidismo, a obstrução biliar, a gravidez, o mieloma, a porfiria, os esteróides, a obesidade, a diabetes mellitus, a insuficiência renal, a ingestão excessiva de etanol, os bloqueadores beta, os diuréticos tiazídicos, a isotretinoína, a pílula contraceptiva oral, as lipodistrofias, as doenças de armazenamento de glicogénio podem estar associados a níveis elevados de colesterol.

11.3 Prevalência nacional de níveis elevados de colesterol

Em 2012, 73% da população da Bulgária tinha níveis de colesterol elevados, enquanto na Finlândia a percentagem era de 24%, com níveis semelhantes nos EUA, Austrália, Canadá, Tailândia, Israel e Reino Unido. Na Lituânia, Roménia, Ucrânia, Hungria e Rússia, os níveis eram elevados.

Referência:

- Variação global na presença de colesterol elevado de acordo com os índices nacionais de desenvolvimento económico Circulation 2012; 125:1858-1869

11.3.1 Colesterol no Reino Unido

- Em 2008, no Reino Unido, 22 milhões de pessoas tinham um nível elevado de colesterol total (60 milhões de habitantes).
- Em 2008, a percentagem da população de Inglaterra com colesterol elevado apresentou

variações regionais de 54-64% nos homens e 56-68% nas mulheres.

Referência:

- Estatísticas das doenças coronárias 2012 176-180

11.4 Níveis de colesterol e risco de DCV

A taxa de desenvolvimento de DCV está relacionada com diferentes níveis de colesterol HDL. Quanto mais elevados forem os níveis de colesterol HDL, menor é o risco de doença coronária.

O nível ótimo de colesterol total deve ser <5 mmol/l, o de colesterol LDL deve ser igual ou inferior a 3,0 mmol/l e o de colesterol HDL deve ser >1,2 mmol/l nos homens e >1,0 mmol/l nas mulheres.

A redução de 1% no colesterol total reduz a mortalidade por DCV em 2,5%. Referência:

- Modificação dos lípidos: avaliação do risco cardiovascular e modificação dos lípidos no sangue para a prevenção primária e secundária das doenças cardiovasculares NICE clinical guideline 181 2015

11.4.1 Hiperlipidemia familiar

Herança autossómica dominante do gene FH. Um nível elevado de colesterol total está presente desde o nascimento. A prevalência é de 1 em 500. Existem cerca de 110 000 portadores no Reino Unido. Aos 50 anos de idade, os homens portadores têm um risco de 50% de sofrer uma doença cardiovascular e, aos 60 anos, as mulheres portadoras têm um risco de 30%.

Referência:

- Diretriz NICE CG71 Identificação e gestão da hiperlipidemia familiar

11.4.2 Ácidos gordos trans

Os ácidos gordos trans (AGT) formam-se quando o óleo é hidrogenado e é utilizado industrialmente para fritar e como ingrediente em alimentos processados. Uma dieta rica em AGT aumenta os níveis de colesterol. A ingestão de AGT pode ser reduzida evitando produtos que os contenham, tais como alimentos processados, bolachas, bolos e pastelaria e utilizando óleo vegetal para fritar. A Comissão Europeia (CE) planeia limitar os níveis permitidos de gorduras trans presentes nos alimentos e bebidas.

Referência:

- Relatório da CE ao Parlamento Europeu sobre as gorduras trans nos alimentos, dezembro de 2015 http://ec.europa. eu/food/safety/docs/fs_labelling-nutrition_trans-fats- report_en.pdf

11.5 Tratamento farmacológico da hipercolesterolemia na prevenção primária das doenças cardiovasculares

A decisão de prescrever ou não um medicamento para baixar os lípidos baseia-se numa avaliação do risco de DCV do doente. Isto inclui a utilização de pontuações de risco como o Heart Score e/ou o QRISK2 para calcular o risco de 10 anos de desenvolvimento de DCV do doente e também a avaliação clínica de outros factores do doente que não estão incluídos nesta avaliação, como as preferências do doente, bem como outras co-morbilidades e tratamentos medicamentosos.

Se um doente tiver uma hiperlipidemia grave ou se suspeitar, com base na história do doente, que pode haver uma doença lipídica familiar, deve considerar uma investigação mais aprofundada e encaminhar o doente para um especialista.

Mesmo que a sua decisão seja a de que o tratamento medicamentoso é adequado para o seu doente, é muito importante sublinhar a necessidade de modificar o estilo de vida e explicar que esta pílula não elimina a necessidade de abordar estas questões.

Se, utilizando a ferramenta de avaliação do risco, o risco de DCV a 10 anos for inferior a 20%, deve ser aconselhada a modificação do estilo de vida e o risco deve ser avaliado continuamente. No entanto, se o risco estiver próximo do limiar, deve também considerar a presença de outros factores de risco que podem indicar que o tratamento com medicamentos para baixar os lípidos pode ser adequado. Estes incluem outras doenças crónicas associadas a um risco acrescido, por exemplo, doença renal crónica, artrite reumatoide, lúpus eritematoso sistémico, doenças mentais como a esquizofrenia.

Se o risco a 10 anos for igual ou superior a 20%, antes de considerar o início de fármacos modificadores dos lípidos, realce a importância da modificação do estilo de vida e avalie o perfil lipídico completo do doente, a PA, a glicemia em jejum, a função renal, a função hepática (transaminases) e a função tiroideia (TSH).

O NICE está a considerar a possibilidade de recomendar a redução do nível a partir do qual as estatinas devem ser iniciadas para um risco de 10% aos 10 anos.

Oferecer Sinvastatina 40mgm por dia. Se houver potenciais interações medicamentosas ou se 40 mg for contraindicado, mudar para Sinvastatina 20 mg ou Pravastatina 40 mg.

As estatinas são mais eficazes se forem tomadas à noite, mas uma parte dos doentes sofre de insónias. Neste caso, podem tomar o medicamento ao pequeno-almoço.

A toranja aumenta a concentração plasmática da sinvastatina e os doentes devem ser aconselhados a evitá-la.

As estatinas em doses elevadas, os fibratos e as resinas de permuta aniónica não devem ser utilizados por rotina na prevenção primária.

Não existe um objetivo formal para o colesterol total ou o colesterol LDL na prevenção primária e não é necessário repetir a análise do perfil lipídico. Rever a terapêutica medicamentosa de acordo com as boas práticas clínicas, com o objetivo de reduzir o risco. Medir a função hepática aos 3 e 12 meses, mas não novamente, exceto se clinicamente indicado.

Se forem introduzidos fármacos que interfiram com o metabolismo das estatinas para tratar outras doenças, considere a possibilidade de reduzir ou suspender as estatinas (por exemplo, as concentrações de Pravastatina aumentam com a eritromicina concomitante, o que está associado a um risco acrescido de miopatia).

Tanto nos homens como nas mulheres sem evidência de DCV tratados profilaticamente com estatinas, a mortalidade, os eventos vasculares major e a revascularização foram reduzidos, sem excesso de eventos adversos.

Não existe um consenso universal sobre o uso de estatinas na prevenção primária. Em 2013, foram introduzidas novas diretrizes nos EUA, baseadas na recomendação de estatinas apenas para os seguintes grupos:

i) Indivíduos com DCV aterosclerótica clínica;
ii) Indivíduos com LDL >190 mg/dl (4,9mmol/l), por exemplo, hipercolesterolemia familiar;
iii) Diabéticos com idades compreendidas entre os 40 e os 75 anos, sem DCV clínica e LDL 70189 mg/dl (1,8-4,8mmol/l);
iv) Indivíduos não diabéticos sem DCV clínica mas com LDL 70-189 mg/dl (1,8-4,8mmol/l) e risco a 10 anos >7,5%.

Referência:

- Stone NJ, et al. 2013 ACC/AHA guideline on the treatment of blood cholesterol to reduce atherosclerotic cardiovascular risk in adults: Um relatório do American College of Cardiology & American Heart Association. J Am Coll Cardiol 2013

11.5.1 Efeitos secundários das estatinas

Os efeitos secundários graves são raros, mas é importante que todos os doentes que começam a tomar uma estatina sejam avisados para procurarem aconselhamento médico se desenvolverem dores musculares, sensibilidade muscular ou fraqueza muscular, uma vez que tal pode indicar o desenvolvimento de uma miosite grave rara associada ao tratamento com estatinas, a rabdomiólise. Nestes doentes, devem ser medidos os níveis de creatina quinase.

Os efeitos secundários mais comuns incluem hemorragias nasais, dores de garganta, rinite não alérgica, dores de cabeça, náuseas, obstipação, diarreia, indigestão ou flatulência, dores musculares e articulares, hiperglicemia.

Os efeitos secundários pouco frequentes incluem vómitos, perda de apetite ou aumento de peso, insónias ou pesadelos, tonturas, neuropatia periférica, problemas de memória, visão turva, zumbidos, hepatite, sintomas flácidos, pancreatite, dores de estômago, acne ou erupção cutânea vermelha com comichão, sensação de cansaço ou fraqueza.

Os efeitos secundários raros (que afectam 1 em cada 1000 pessoas) incluem distúrbios visuais, hemorragias ou nódoas negras facilmente, iterícia.

11.5.2 Alternativas às estatinas para baixar o colesterol

Se as estatinas não forem toleradas, considerar a sua substituição por fibratos, resinas de permuta aniónica, resinas de ácidos biliares, niacina (vitamina B3), ácido nicotínico, colestiramina, colestirrol ou ezetimiba.

Evite os seguintes alimentos: cortes gordos de carne e produtos à base de carne, tais como salsichas e empadas, manteiga, ghee e banha de porco, natas, natas acidificadas, creme fraiche e gelados, queijo, especialmente queijo duro, bolos e biscoitos, chocolate, óleo de coco, creme de coco e óleo de palma. O homem médio não deve ingerir mais de 30g de gordura saturada por dia e a mulher média não deve ingerir mais de 20g de gordura saturada por dia. Fazer uma dieta rica em ácidos gordos ómega 3.

Referências:

- NICE Lipid Modificiation Guideline Página http://guidance.nice.org.uk/guidance/CG181
- Taylor Estatinas para a prevenção primária de DCV Base de dados Cochrane 2014 Edição 1
- Diretrizes para a gestão das dislipidemias Sociedade Europeia de Cardiologia 2011
- Eficácia e segurança da terapêutica de redução do LDL em homens e mulheres Cholesterol Treatment Trial Collaboration 2015

11.5.3 Tratamento farmacológico da hipercolesterolemia na prevenção secundária das doenças cardiovasculares

Todos os doentes com evidência clínica de DCV devem receber uma estatina.

Este conselho será analisado mais pormenorizadamente no capítulo 13.

Em resumo

Neste capítulo, tem:

- Aprendeu quando utilizar agentes farmacológicos para a prevenção primária da doença coronária.
- Considerar a aplicação destes conhecimentos a casos clínicos.

CAPÍTULO 12

12. Diabetes Mellitus

Pontos-chave

As pessoas que desenvolvem diabetes tipo I ou tipo 2 correm um risco acrescido de sofrer de DCV, que é a principal causa de morte entre os diabéticos.

Os objectivos deste capítulo são:

- Saber diagnosticar e investigar a Diabetes Mellitus (DM).
- Ter uma compreensão básica de como tratar a DM.
- Saber onde aceder a algoritmos adequados para referência e aprendizagem posterior.
- Saber quando e como encaminhar os doentes para especialistas.
- Utilizar os seus conhecimentos para tomar decisões de gestão.
- Discutir os factores locais que podem afetar estas decisões.

Neste capítulo, revemos o diagnóstico, a investigação e o tratamento da Diabetes Mellitus.

Seguir-se-á uma apresentação dos algoritmos de gestão adequados e dos locais onde estes podem ser acedidos.

Em seguida, deve considerar uma série de vinhetas de casos e utilizá-las para discutir com um colega o tratamento de doentes que apresentem estas condições.

Por último, deve considerar os factores relevantes no Reino Unido e a forma como os médicos podem gerir estas condições na sua própria prática.

12.1 As causas da diabetes

A diabetes tipo 1 ocorre quando reacções auto-imunes destroem as células beta pancreáticas secretoras de insulina nas ilhotas de Langerhans. Isto pode ser desencadeado por infecções virais e bacterianas, toxinas químicas na alimentação, factores genéticos ou causas desconhecidas.

A diabetes tipo 2 está associada a uma história familiar positiva, à obesidade, ao sedentarismo, ao aumento da idade, a uma alimentação pouco saudável (alimentos processados, gorduras de má qualidade e baixo teor de fibras), à gravidez e à síndrome metabólica.

A síndrome metabólica é caracterizada por obesidade, resistência à insulina, estado pró-inflamatório (fibrinogénio ou inibidor do ativador do plasminogénio-1 presentes no sangue), dislipidemia (LDL elevado, HDL baixo).

Um mau controlo glicémico nos diabéticos pode aumentar o nível de LDL. Referência:

- http://www.niddk.nih.gov/health-information/health- topics/Diabetes/causes-diabetes/Pages/index.aspx Publicação NIH n.º 14 5164 junho de 2014

12.2 Incidência global da diabetes

A OMS estima uma incidência mundial de 382 milhões de diabéticos.

12.2.1 Diabetes no Reino Unido

- Mais de 3 milhões de pessoas no Reino Unido são diabéticas (7,4% da população). 85-95% destas pessoas têm diabetes tipo 2.
- Em 2025, este número aumentará provavelmente para 4,6 milhões.
- Possivelmente, 500 000 casos não estão diagnosticados e 9,6 milhões correm um risco elevado de desenvolver diabetes.
- A diabetes tipo 2 é cada vez mais comum em crianças e adolescentes.
- Uma em cada vinte pessoas com mais de 65 anos no Reino Unido tem diabetes.

- 68% dos diabéticos morrem de DCV e 16% de AVC
- Em 2010, registaram-se 160 000 internamentos hospitalares no Reino Unido devido à diabetes.
- Em 2014, a fatura anual total dos cuidados hospitalares para diabéticos foi de 2 mil milhões de libras (11% da despesa total do SNS).
- Na Escócia, 250 000 pessoas (5% da população) sofrem de diabetes, 217 000 das quais têm diabetes de tipo 2.
- Desde 2008, registou-se um aumento de 25% na prevalência da diabetes na Escócia.

Referências:

- ➢ Ação do NHS para a Diabetes 2013
- ➢ Estado da Nação Inglaterra Diabetes 2013 e 2015
- ➢ Inquérito Escocês sobre a Diabetes de 2012 e 2015

12.3 Critérios de diagnóstico da diabetes

Em 2006, a OMS publicou critérios de diagnóstico para a Diabetes. Estes são apresentados de seguida:

Sintomas de diabetes - poliúria, polidipsia e perda de peso inexplicável mais glicose plasmática em jejum igual ou superior a 7,0 mmol/l (126 mg/dl) ou glicose plasmática de 2 horas (após 75g de carga oral de glicose) igual ou superior a 11,1 mmol/l (200mg/dl) ou uma concentração venosa aleatória de glicose

11.1 mmol/l (200mg/dl) ou mais. Deve ter em atenção que, na ausência de sintomas, deve ser efectuada uma nova medição da glicose no plasma num outro dia.

Em 2006, a OMS rejeitou a utilização da HbA1c como ferramenta de diagnóstico.

No entanto, em 2011, reviram os seus conselhos e a HbA1c é agora utilizada para além dos critérios anteriores.

A HbA1c de 48 mmol/l (6,5%) ou mais é diagnóstica de diabetes. Referência:

- ➢ Critérios de diagnóstico da diabetes Diabetes UK 2015 https://www.diabetes.org.uk

12.3.1 Situações em que a HbA1c não é adequada para o diagnóstico de diabetes

- Todas as crianças e jovens.
- Doentes de qualquer idade com suspeita de diabetes de tipo 1.
- Doentes com sintomas de diabetes há menos de 2 meses.
- Doentes com um risco diabético elevado que estejam gravemente doentes, como os que necessitam de internamento hospitalar.
- Doentes que tomam medicamentos que podem provocar um aumento rápido da glicose, por exemplo, esteróides e antipsicóticos.
- Doentes com lesões pancreáticas agudas, incluindo cirurgia pancreática.
- Durante a gravidez.
- Presença de factores genéticos, hematológicos e relacionados com a doença que influenciam a HbA1c e a sua medição.

Referência:

- ➢ Southern Derbyshire Shared Care Pathology Guidelines Diagnóstico de Diabetes Mellitus tipo 2 utilizando HbA1c http://www.derbyhospitals.nhs.uk

12.3.2 Pré-diabetes

Há duas outras circunstâncias em que a glucose plasmática é considerada anormal, mas não é diagnóstico de Diabetes.

Glicemia de jejum alterada e tolerância à glicose alterada Não são categorias de doença em si, mas indicam um risco acrescido de desenvolver diabetes e DCV.

O termo regulação deficiente da glucose (RIG) foi introduzido para classificar os indivíduos que têm valores de glucose plasmática em jejum no limite superior do intervalo normal, mas abaixo dos valores de diagnóstico da diabetes, e é demonstrado por IFG e/ou IGT.

Glicemia de jejum alterada (IFG)

Foi introduzido para classificar os indivíduos que têm valores de glucose no plasma em jejum no limite superior do intervalo normal, mas abaixo dos valores de diagnóstico de diabetes. Glicose plasmática em jejum igual ou superior a 6,1 mmol/l, mas inferior a 7,0 mmol/l.

Tolerância à glicose diminuída (IGT)

Esta é uma fase de regulação deficiente da glucose. A glucose em jejum é inferior a 7,0 mmol/l e 2 horas após uma carga oral de 75 g de glucose o valor é igual ou superior a 7,8 mmol/l mas inferior a 11,1 mmol/l.

Referência:

- Diretrizes NICE PH38 2012 https://www.nice.org.uk/guidance/ph38/chapter/glossary

12.4 Identificação de complicações

Parte do seu papel durante o diagnóstico e a monitorização anual consiste em identificar as complicações da diabetes. A retinoscopia anual identificará indícios de retinopatia diabética e os doentes com retinopatia estabelecida devem ser encaminhados para cuidados especializados. A medição da creatinina sérica e do rácio albumina/creatinina na urina permitirá a deteção de nefropatia. Deve também investigar-se a existência de sintomas de neuropatia autonómica e realizar um exame anual dos pés para detetar lesões circulatórias e neuropáticas. Procurar sintomas que indiquem doença vascular periférica ou disfunção erétil.

Referência:

- Identificação e gestão das complicações a longo prazo do percurso do diabético NICE 2015 http://pathways.nice.org.uk/pathways/diabetes

12.5 Gestão da diabetes tipo 1

Recordamos aqui a gestão geral da diabetes tipo 1, mas não a estudaremos em pormenor.

Conselhos sobre dieta e estilo de vida.

Educação sobre a diabetes.

Insulina.

Objectivos do tratamento - HbA1c inferior a 7,5% (59 mmol/l) Referência:

- NHS Choices Gerir a Diabetes Tipo 1 2014

12.6 Gestão da diabetes tipo 2

Uma vez efectuado o diagnóstico, é importante dedicar algum tempo a educar os doentes sobre a diabetes e a necessidade de modificar os seus estilos de vida. Se não existirem sintomas de diabetes e a glucose plasmática for <15 mmol/l, deve ser efectuado um ensaio de modificação da dieta e do estilo de vida e a HbA1c deve ser medida em 3 meses.

12.6.1 Conselhos sobre dieta e estilo de vida

Agora detalhamos as intervenções que fazem parte do aconselhamento para pacientes recém-diagnosticados com diabetes tipo 2.

Conselhos dietéticos

- Fornecer aconselhamento nutricional individualizado e contínuo por um profissional de saúde com conhecimentos e competências específicos em nutrição.
- Prestar aconselhamento dietético de uma forma adequada às necessidades, cultura e crenças do indivíduo, tendo em conta a sua vontade de mudar e os efeitos na sua qualidade de vida.
- Ao aconselhar as pessoas com diabetes tipo 2, dar ênfase aos conselhos sobre uma alimentação saudável e equilibrada que seja aplicável à população em geral.
- Incentivar fontes de hidratos de carbono com elevado teor de fibras e baixo índice glicémico na dieta, como fruta, legumes, cereais integrais e leguminosas, incluir produtos lácteos com baixo teor de gordura e peixe gordo e controlar a ingestão de alimentos que contenham ácidos gordos saturados e trans.
- Aconselhar os indivíduos que a substituição limitada de alimentos que contêm sacarose por outros hidratos de carbono no plano de refeições é permitida, mas que devem ter cuidado para evitar a ingestão excessiva de energia.
- Desencorajar a utilização de alimentos comercializados especificamente para pessoas com diabetes.
- Individualizar as recomendações relativas aos hidratos de carbono e aos padrões alimentares.
- Integrar o aconselhamento dietético com um plano personalizado de gestão da diabetes, incluindo a modificação do estilo de vida, como o aumento da atividade física e a perda de peso.

Para aqueles que não estão familiarizados com o termo Índice Glicémico. O Índice Glicémico (IG) é uma classificação dos alimentos que contêm hidratos de carbono com base no seu efeito global sobre os níveis de glicose no sangue. Os alimentos de absorção lenta têm uma classificação de IG baixa, enquanto os alimentos de absorção mais rápida têm uma classificação mais elevada. Os alimentos recebem um número de IG de acordo com o seu efeito nos níveis de glucose no sangue. A glucose é utilizada como referência padrão (IG 100) e os outros alimentos são medidos em relação a esta referência. O efeito nos níveis de glicose no sangue durante três horas, de uma porção de alimento (contendo 50g de hidratos de carbono) é comparado com o efeito de 50g de glicose.

Atividade física

Aconselhar os doentes a aumentar a atividade física - qualquer aumento é benéfico.

Redução de peso

O objetivo para as pessoas com excesso de peso é uma perda de peso corporal inicial de 5 a 10%. Uma perda de peso menor pode ainda ser benéfica e uma perda de peso maior a longo prazo terá um impacto metabólico vantajoso.

Consumo de álcool

Individualize as suas recomendações. Ver capítulo 6.

Os doentes podem também ser encaminhados para associações de doentes para apoio entre pares.

Referências:

- ➢ Alterações do estilo de vida na diabetes tipo 2 Diabetes.co.uk http://www.diabetes.co.uk/lifestyle-changes-for-type2-diabetes.html
- ➢ http://www.diabetes.org.uk/How_we_help/Local_support_groups/

12.6.2 Terapia medicamentosa para a diabetes tipo 2

Um algoritmo de gestão pode ser encontrado no NICE Diabetes pathway 2015.

Referência:

- ➢ Terapêutica hipoglicemiante no sangue para a diabetes tipo 2 http://pathways.nice.org.uk/

pathways/ diabetes/blood-glucose-lowering- therapy-for-type-2-diabetes 2015

12.7 Sintomas de hipoglicemia
Glicose no sangue inferior a 4 mmol/l (72 mg/dl).
Os principais sintomas associados à hipoglicemia são:
Transpiração.
Fadiga.
Sentir-se tonto.
Os sintomas de hipoglicemia também podem incluir:
Palidez.
Pontos fracos.
Fome.
Um ritmo cardíaco mais rápido do que o habitual.
Visão turva.
Perda temporária de consciência.
Confusão.
Convulsões.
Coma (casos extremos).
Referência:

- NHS Choices: Hipoglicemia (baixo nível de açúcar no sangue) - Sintomas 2015

12.7.1 Gestão da hipoglicemia
Imediata (auto-administrada)
Bebida açucarada, fruta fresca, comprimidos de dextrose ou rebuçados (todos rapidamente absorvidos). Depois, algumas bolachas, uma barra de cereais, fruta ou uma sandes.
Verificar a glucose no sangue após 15-20 minutos.
Se estiver inconsciente
Colocar em posição de recuperação.
Injeção de glucagon para adultos dose de 0,25-2 mgm IV ou 1-2 mgm IM.
Se recuperar a consciência, comer alguns biscoitos, uma barra de cereais ou uma sandes. Referências:

- NHS Choices: Tratamento hipoglicémico 2015
- UK Hypoglycaemia Study Group (2007). Risk of hypoglycaemia in types 1 and 2 diabetes: effects of treatment modalities and their duration, Diabetologia 50: 1140-1147

Vinhetas de casos

Vejamos dois casos de vinhetas.
Discuta cada caso com um colega durante cerca de cinco minutos e, com base nas caraterísticas clínicas do caso, elabore um plano de tratamento para o doente. Depois de ter decidido o plano de tratamento, escreva a razão pela qual tomou essas decisões.
Case 1
Um homem de 50 anos apresenta-se com furúnculos recorrentes. De resto, encontra-se bem. Admite fumar 30 cigarros por dia e consumir 40 unidades de álcool por semana (13 canecas de cerveja forte / 1/3 de garrafa de uísque). Ao exame, apresenta um IMC de 30. O nível de açúcar no sangue é de 7 mmol/l.
Case 2
Uma mulher de 55 anos foi diagnosticada com Diabetes tipo 2. Foi-lhe prescrita Metformina na dose

máxima. Regressou para revisão. A sua HbA1c é de 7,8.

O que é que se pode fazer?

Pense, quais são as questões no Reino Unido em relação à gestão da Diabetes tipo 1 e tipo 2 e como é que estas podem ser modificadas para garantir os melhores cuidados aos seus doentes?
Discuta com um colega as oportunidades existentes no Reino Unido para a gestão da diabetes. Reflicta também sobre os problemas que pode enfrentar no tratamento destes doentes e pense em soluções práticas para esses problemas. Anote-as para referência futura.

Em resumo

Neste capítulo, temos:

- Analisou as causas da diabetes.
- Salientou os elevados níveis de DCV e AVC nos diabéticos.
- Revisão do diagnóstico e investigação da Diabetes Mellitus.
- Reviu como tratar a Diabetes Mellitus, incluindo quando encaminhar os doentes para um especialista.
- Utilizou estes conhecimentos para tomar decisões de gestão.
- Começou a considerar questões locais no Reino Unido que podem afetar a sua capacidade de gerir estes doentes.

Esperamos que este capítulo seja útil para o leitor:

- Reforçou os seus conhecimentos sobre o diagnóstico e a gestão da Diabetes.
- Considerar a aplicação destes conhecimentos a casos clínicos.

CAPÍTULO 13

Programas de prevenção

13. Prevenção secundária e terciária da DCV clínica

Pontos-chave

Prevenção de novas doenças em doentes com DCV existente.

Objectivos

Os objectivos deste capítulo são:

- Saber como prevenir o agravamento da doença em doentes com DCV existente.
- Saber quando e como iniciar tratamentos preventivos, tais como estatinas, medicamentos antiplaquetários, beta-bloqueadores, inibidores da ECA em doentes com DCV existente.
- Saber como acompanhar os doentes e avaliar a eficácia das medidas preventivas.
- Saber quando recorrer a especialistas.
- Compreender os princípios da reabilitação.

Neste capítulo, ocupamo-nos sobretudo da prevenção em doentes com DCV já diagnosticada. Consideramos a necessidade de continuar a encorajar as intervenções no estilo de vida e a reabilitação cardíaca, de gerir medicamente factores de risco específicos e condições médicas que aumentam o risco de DCV dos doentes e de considerar intervenções farmacológicas preventivas específicas.
Esta é a base da prevenção secundária e terciária. As definições de trabalho de prevenção secundária e terciária são apresentadas de seguida.

13.1 Definições de prevenção secundária e terciária de DCV A prevenção secundária é a prevenção de novos episódios de doença sintomática em doentes que já têm a doença.
A prevenção terciária é a prevenção da deterioração em doentes com doença sintomática em curso.
Referência:

- As etapas da prevenção AFMC Primer on Population Health Parte 1 Capítulo 4

13.2 Intervenções no estilo de vida

13.2.1 Factores de risco

Nos doentes com doença cardiovascular estabelecida, é importante identificar os factores de risco relacionados com o estilo de vida, como o tabagismo, o álcool, a alimentação, o exercício físico, a obesidade e o stress. Os doentes que apresentam factores de risco relacionados com o estilo de vida devem ser aconselhados sobre a importância de os abordar e receber ajuda para o fazer. A gestão destes factores foi abordada em capítulos anteriores e será repetida neste capítulo.

13.2.2 Intervenções médicas para factores de risco específicos

Para além da gestão dos factores de risco relacionados com o estilo de vida, é importante otimizar o tratamento da hipertensão e da diabetes nos doentes que sofrem destas doenças, revendo a sua gestão e assegurando que a pressão arterial e o controlo glicémico são óptimos. Não abordaremos este assunto neste capítulo, uma vez que os capítulos anteriores já o trataram. Para além das intervenções dietéticas para reduzir o colesterol, a
é necessário considerar o tratamento farmacológico dos níveis elevados de colesterol.
Referência:

- NICE Commissioning Guides https://www.nice.org.uk/guidance/cmg45/chapter/44-medical-interventions 2012

13.2.3 Modificação do colesterol

Todos os doentes com evidência clínica de DCV devem receber uma estatina. Esta recomendação baseia-se numa meta-análise de 14 estudos efectuada pelo National Institute for Health and Clinical Excellence do Reino Unido. Esta demonstrou que o tratamento com estatinas estava associado a uma redução da mortalidade por todas as causas, mortalidade por DCV, mortalidade por doença coronária, enfarte do miocárdio fatal, angina instável, hospitalização por angina instável, acidente vascular cerebral não fatal, claudicação intermitente nova ou agravada e revascularização coronária.

Quando se inicia o tratamento, devem ser efectuadas análises sanguíneas de base (colesterol total, colesterol LDL, colesterol HDL e triglicéridos em jejum. Glicose no sangue em jejum. Função renal, função hepática, função tiroideia). Se for detectada alguma causa de dislipidemia secundária (como o hipotiroidismo), esta deve ser tratada.

A dose inicial habitual de Sinvastatina é de 40 mg. Aos doentes com transaminases hepáticas elevadas podem ser prescritas estatinas desde que as suas transaminases não sejam superiores a 3 vezes o limite superior do normal.

Todos os doentes devem ser aconselhados a procurar aconselhamento se desenvolverem dores musculares, sensibilidade ou fraqueza. O nível de creatina quinase deve ser medido.

Referência:

- Diretrizes clínicas NICE - Modificação dos lípidos CG 181 2014

13.2.4 Acompanhamento

O objetivo do tratamento com estatinas é reduzir o colesterol total para menos de 4 mmol/l ou o colesterol LDL para menos de 2 mmol/l. No entanto, menos de 50% dos doentes conseguem atingir este objetivo. Se este objetivo não for alcançado, considere a utilização de doses mais elevadas de uma estatina. Por exemplo, Sinvastatina 80 mgm por dia se o colesterol total for superior a 4 mmol/l ou o colesterol LDL superior a 2 mmol/l.

Monitorizar a função hepática aos 3 meses e 1 ano. Se estiver normal, não há necessidade de monitorização adicional, exceto em caso de indicação clínica.

Se um doente desenvolver sintomas ou sinais de neuropatia periférica que não sejam explicados por outra doença, por exemplo diabetes, deve suspender a estatina e consultar um especialista.

Se as estatinas não forem toleradas, considerar outros agentes farmacológicos, tais como fibratos, ácido nicotínico, resinas de permuta aniónica, ezetimiba.

13.3 Doentes com Síndrome Coronária Aguda (SCA) Doentes que apresentam uma síndrome coronária aguda - enfarte do miocárdio, angina instável, enfarte do miocárdio sem elevação do segmento ST

(NSTEMI), devem ser-lhes propostas estatinas de dose elevada, como a Sinvastatina 80 mgm por dia, sem esperar pelos resultados das análises sanguíneas de base. Os seus lípidos em jejum devem ser medidos 3 meses após o início do tratamento e monitorizados como acima referido.

Referência:

- Instituto Nacional de Excelência Clínica. Enfarte do miocárdioPrevenção secundária CG172 2013

13.3.1 Intervenções médicas em SCA para reduzir o risco de novos episódios de episódios de DCV

A investigação indicou que determinadas intervenções farmacológicas que não se destinam especificamente a factores de risco podem reduzir o risco dos doentes de novos eventos cardiovasculares após um evento coronário agudo. Os doentes que apresentem uma síndrome coronária aguda ou que tenham antecedentes de um enfarte do miocárdio comprovado devem receber tratamento com inibidores da enzima de conversão da angiotensina (ECA), medicamentos antiplaquetários e/ou bloqueadores beta.

Inibidores da ECA

Uma meta-análise de 18 ensaios clínicos aleatórios controlados em doentes não selecionados imediatamente após um enfarte agudo do miocárdio (IM) concluiu que o tratamento com inibidores da ECA melhorou a sobrevivência em comparação com o placebo. Os doentes que sofreram um enfarte do miocárdio devem ter a sua função ventricular esquerda avaliada.

A função renal, os electrólitos e a PA devem ser medidos antes de iniciar um doente com um inibidor da ECA ou um inibidor dos receptores da angiotensina 11
bloqueador (ARB). Estes devem ser reavaliados 2 semanas após o início do tratamento.

Todos os doentes devem receber precocemente um inibidor da ECA e a dose deve ser titulada até à dose máxima tolerada. Este tratamento deve ser continuado indefinidamente em doentes com função ventricular esquerda preservada ou disfunção sistólica do ventrículo esquerdo (DSVE), quer apresentem ou não sintomas de insuficiência cardíaca.

Se o doente for intolerante ou alérgico a um inibidor da ECA, deve utilizar um (ARB).

A função renal, os electrólitos e a PA devem ser monitorizados após cada aumento de dose. A função renal deve ser monitorizada frequentemente se o doente estiver em risco acrescido de deterioração da função renal.

Referência:

- Saha SA Tissue ACE inhibitors for secondary prevention of cardiovascular disease in patients with preserved left ventricular function: a pooled meta-analysis of randomized placebo-controlled trials J Cardiovasc Pharmacol Ther 2007 Sep; 12(3):192-204

Medicamentos antiplaquetários

Oferecer Aspirina 75mg diariamente a todos os doentes, exceto se o doente tiver hipersensibilidade à Aspirina. A Aspirina deve ser continuada indefinidamente.

Em doentes com antecedentes de hipersensibilidade à Aspirina, oferecer Clopidogrel 75 mg por dia (caso contrário, não utilizar Clopidogrel isoladamente).

Em doentes com antecedentes de dispepsia, considerar a adição de um inibidor da bomba de protões (IBP). Se houver um historial de hemorragia da úlcera induzida pela aspirina, se a úlcera tiver cicatrizado e se o doente for H. pylori negativo, considerar a adição de aspirina e de uma dose completa de IBP.

Nos doentes que sofreram um enfarte do miocárdio com supradesnivelamento do segmento ST (STEMI), oferecer Clopidogrel em adição à Aspirina durante 4 semanas

Nos doentes que sofreram uma síndrome coronária aguda sem supradesnivelamento do segmento ST (NSTEMI-ACS), oferecer Aspirina e Clopidogrel ou Ticagrelor durante 12 meses se existir um risco moderado a elevado de enfarte ou morte. Após este período, continuar apenas com Aspirina.

O risco de enfarte do miocárdio ou morte em doentes com SCA NSTEMI pode ser determinado a partir de sinais e sintomas clínicos e de investigações clínicas que indiquem isquémia miocárdica em curso e/ou níveis sanguíneos elevados de marcadores de lesão das células cardíacas, como a troponina. Referência:

- Actualizações nos agentes antiplaquetários utilizados nas doenças cardiovasculares J Cardiovasc Pharmacol Ther. 2013 Nov; 18(6):514-2

Beta-bloqueadores

Uma meta-análise de 31 ensaios clínicos aleatórios de longa duração (6 semanas a 48 meses) concluiu que o tratamento com beta-bloqueadores em doentes após enfarte agudo do miocárdio reduziu as probabilidades de morte em 23% em comparação com o placebo.

Assim que um doente estiver clinicamente estável após um enfarte do miocárdio, oferecer a todos os doentes um beta-bloqueador e aumentar a dose até à dose máxima tolerada e continuar indefinidamente. No entanto, ter em conta as comorbilidades, como bradiarritmias, hipotensão e doença obstrutiva crónica das vias respiratórias, que podem tornar o doente inadequado para a terapêutica com beta-bloqueadores. Se estiver presente disfunção sistólica do ventrículo esquerdo (LSVD), utilizar um beta-bloqueador autorizado para o tratamento da insuficiência cardíaca, por exemplo, bisoprolol, carvedilol ou nebivolol.

Se o IM tiver ocorrido há mais de 12 meses e não houver evidência de DSVE, mesmo que o paciente esteja assintomático, oferecer um beta-bloqueador. No entanto, se a função ventricular esquerda estiver preservada, sem sintomas, não oferecer rotineiramente o tratamento com beta-bloqueador.

Referência:

- Freemantle, N., Cleland, J., Young, P. et al Beta-blockade after myocardial infarction: systematic review and meta regression analysis. BMJ 1999; 318:1730-1737

Gestão a longo prazo

O acompanhamento do doente após um evento coronário deve ter em conta as seguintes áreas:

Identificação da deterioração da DCV

É evidente que os doentes têm de ser monitorizados para identificar se houve uma deterioração do seu estado cardiovascular. A identificação de novos sintomas isquémicos, como a angina ou a deterioração da função cardíaca que resulta em insuficiência cardíaca, é importante para que possam ser tomadas medidas para melhorar o estado do doente

modificando a sua terapia medicamentosa e encaminhando-os para um especialista quando necessário.

Apoio a intervenções no estilo de vida

A investigação demonstrou que apenas cerca de 30% dos doentes que necessitam de uma modificação do estilo de vida para a gestão a longo prazo das suas doenças aderem a essa modificação. Uma função importante do acompanhamento destes doentes é reforçar a necessidade de alteração do estilo de vida.

Gestão médica dos riscos

A gestão médica do risco inclui a monitorização da gestão dos factores de risco, como a diabetes e a hipertensão. Inclui também a monitorização das intervenções farmacológicas para detetar efeitos secundários, por exemplo, a deterioração da função renal com inibidores da ECA. Do mesmo modo, tal como no caso das intervenções no estilo de vida, a adesão à medicação pode ser um problema e a monitorização ativa desta e as medidas de apoio para encorajar a adesão são um aspeto importante do acompanhamento. Referência:

- National Clinical Guideline Centre (2013) Post myocardial infarction: secondary prevention in primary and secondary care for patients following a myocardial infarction (full guideline).

13.4 Reabilitação cardíaca

- Os programas de reabilitação cardíaca em grupo reduzem a morbilidade e a mortalidade cardiovasculares através da redução de eventos recorrentes, da melhoria dos factores de risco, do apoio à adesão à farmacoterapia e da melhoria da qualidade de vida.
- Embora se tenha provado que a reabilitação cardíaca é benéfica, a adesão tem sido insuficiente (40% de adesão entre os sobreviventes de ataques cardíacos no Reino Unido).
- Quando se planeiam os serviços de reabilitação cardíaca, devem ser tidas em conta as

necessidades da comunidade local específica, incluindo os factores sociais e de saúde e a privação. Os serviços devem ser culturalmente sensíveis.

- Os componentes físicos devem ser adaptados para satisfazer as necessidades dos doentes mais velhos e dos que têm comorbilidades significativas.
- Os doentes devem ter acesso a aulas de sexo misto ou de sexo único.
- É importante que as crenças dos doentes em matéria de saúde e o nível básico de literacia em saúde sejam estabelecidos antes de se oferecerem conselhos sobre o estilo de vida.
- Todos os profissionais de saúde que entram em contacto com doentes pós-IAM, incluindo o pessoal médico sénior, devem promover os serviços de reabilitação cardíaca.

Fase 1: a fase inicial após o enfarte do miocárdio ou o evento cardíaco Avaliação do estado físico/psicológico do doente. Avaliação dos factores de risco. Mobilização inicial. Plano de alta hospitalar.

Fase 2: a fase pós-alta

O período de alta precoce é o momento em que o doente está mais vulnerável e o sofrimento psicológico nesta fase é um fator de previsão de maus resultados.

Fase 3: exercício estruturado e reabilitação

O exercício gradual é um componente vital da reabilitação cardíaca. O exercício aeróbico de intensidade baixa a moderada será adequado para a maioria dos doentes que tenham sido avaliados como tendo um risco baixo a moderado.

Fase 4: manutenção a longo prazo

Para serem eficazes, a atividade física e as mudanças no estilo de vida têm de ser mantidas a longo prazo. Para tal, é necessário um acompanhamento a longo prazo.

Referências:

- NICE Contratação de um serviço de reabilitação cardíaca CMG40 2014
- Piepoli Prevenção secundária através da reabilitação cardíaca Eur. J. Cardiovasc Prev Rehabil 2010. 17:1-17

Vinhetas de casos

Dedique cinco minutos a discutir cada um dos seguintes casos com um colega e construa e escreva um plano de tratamento para o doente.

Case 1

Um homem de 50 anos apresenta-se com a história de ter sido internado no hospital com um enfarte do miocárdio noutra cidade há 6 meses. Foi-lhe administrada alguma medicação quando teve alta, mas não tomou qualquer medicação desde que esta terminou, uma vez que se sentia bem e achava que não precisava deles.

Case 2

Uma mulher de 60 anos que teve um enfarte do miocárdio há 2 anos e toma Aspirina 75 mgm diariamente, Sinvastatina 40 mgm diariamente, Ramipril 2,5 mgm diariamente e Atenolol 25 mgm diariamente. Recorre à consulta com queixas de tosse desde há 2 semanas. Após um novo interrogatório, admite que continua a fumar 20 cigarros por dia. Ao exame, apresenta sinais de consolidação no lobo superior do pulmão direito. A doente é alérgica à penicilina.

Em resumo

Neste capítulo, deve ter aprendido:

- Como prevenir o agravamento da doença em doentes com DCV existente.
- A importância de alterar o seu comportamento e de continuar a modificar o seu estilo de

vida.

- Quando e como iniciar tratamentos preventivos, como estatinas, medicamentos antiplaquetários, beta-bloqueadores, inibidores da ECA.
- Como acompanhar os doentes e avaliar a eficácia das medidas preventivas.
- Quando encaminhar os doentes para especialistas.
- O valor da reabilitação cardíaca.

CAPÍTULO 14

14. Implementação da mudança: Planear um Programa de Cardiologia Preventiva

Pontos-chave

Planeamento de um programa de cardiologia preventiva através da implementação de mudanças no comportamento e na prática profissionais em contextos de cuidados de saúde relevantes.

Nos capítulos anteriores, mostrámos-lhe como reconhecer os doentes em risco de desenvolver DCV e como os aconselhar e ajudar através da aplicação de medidas adequadas para reduzir o seu risco individual. O objetivo deste capítulo é analisar de que forma as mudanças no comportamento e na prática profissional podem ser implementadas em contextos de cuidados de saúde relevantes ao planear um programa de cardiologia preventiva.

Objectivos:

- Confirmar a necessidade de criar programas de prevenção das doenças cardiovasculares.
- Identificar potenciais obstáculos à implementação das mudanças necessárias.
- Gerar ideias para ajudar a ultrapassar os obstáculos.
- Elaborar um plano para promover a implementação de programas locais.
- Estudar métodos de controlo e avaliação do desempenho do programa.

Abordaremos:

- Custo-eficácia da prevenção.
- Carga da doença cardiovascular.
- Potencial de mudança.
- Obstáculos à abordagem preventiva.
- Estratégias de prevenção.
- Abordagem baseada na população e no risco elevado.

Pedimos-lhe que, no final do capítulo, dedique algum tempo a discutir com um colega a forma como as ideias que apresentámos se relacionam com as suas circunstâncias locais e como algumas das mudanças que propusemos podem ser implementadas na sua prática.

Poderá ser útil concordar apenas com alguns pressupostos básicos que foram abordados nos capítulos anteriores.

14.1 Pressupostos básicos

As doenças cardiovasculares são um problema de saúde grave no Reino Unido e em todo o mundo, com graves custos humanos e económicos.

Existe um grande potencial de prevenção a nível nacional, regional e local.

A promoção da saúde e a prevenção de doenças devem ser objeto de maior ênfase na formação de todos os profissionais de saúde.

É necessária uma maior atenção para identificar as pessoas em risco.

Deve ser dada maior prioridade à gestão dos factores de risco.

14.1.1 Recapitulação

- A maior parte das doenças cardiovasculares deve-se à redução do fluxo sanguíneo para o coração, o cérebro ou o corpo, causada por ateromas ou tromboses. É cada vez mais comum após os 60 anos, mas rara abaixo dos 30 anos.
- Os principais tipos de DCV são: doença coronária, acidente vascular cerebral (AVC) e doença vascular periférica (DVP).

- A morbilidade e a mortalidade no Reino Unido melhoraram significativamente, mas ainda há margem para mais melhorias.
- Os principais factores de risco modificáveis ligados às doenças cardiovasculares são: tabagismo, má alimentação, aumento do colesterol no sangue, hipertensão arterial, atividade física insuficiente, excesso de peso/obesidade, diabetes, stress psicossocial (ligado à incapacidade das pessoas para influenciar os ambientes potencialmente stressantes em que vivem) e consumo excessivo de álcool.
- Muitos factores de risco das doenças cardiovasculares estão também associados a outros problemas de saúde, incluindo alguns cancros comuns, doenças respiratórias crónicas, obesidade, diabetes, doenças renais e saúde mental. Por conseguinte, é provável que uma abordagem positiva da prevenção cardiovascular ajude também a prevenir alguns destes outros problemas de saúde.

Neste capítulo, a tónica é colocada nos programas regionais e locais conduzidos por profissionais de saúde. No entanto, há que ter em conta que estas medidas devem, idealmente, inserir-se no contexto das políticas nacionais, que podem incluir domínios importantes como a educação, a fiscalidade, a agricultura, a regulamentação alimentar, a construção e os transportes. As políticas nestes domínios podem ter um forte impacto no estilo de vida e na saúde das pessoas. Têm também impacto nas alterações climáticas e no desenvolvimento sustentável que, por sua vez, podem afetar a saúde.

14.1.2 Factores de risco modificáveis

O tabagismo, o álcool, a dieta, o peso, a atividade física, a pressão arterial, os lípidos, a diabetes e o stress são todos potencialmente modificáveis.

Assim, sabemos o que as pessoas precisam de fazer, ou seja, modificar os factores de risco. As principais questões para a cardiologia preventiva são:

- Como é que educamos as pessoas sobre o risco, tanto a população em geral como os profissionais de saúde?
- Como é que identificamos as pessoas em maior risco?
- Como é que ajudamos essas pessoas a reduzir os seus riscos?

As respostas podem parecer simples em teoria e, no entanto, em grande parte do mundo, o problema não está a ser resolvido de forma eficaz.

Porquê?

14.2 O peso das doenças cardiovasculares no Reino Unido

- Em 2012, as doenças cardiovasculares causaram 28% de todas as mortes.
- Em 2012, no Reino Unido, 26% das mortes prematuras de homens com idade inferior a 75 anos deveram-se a DCV.
- Em 2012, 74 000 pessoas morreram de doença coronária.
- Em 2012, mais de 1,6 milhões de episódios relacionados com a DCV foram admitidos nos hospitais do SNS.
- Estima-se que, em 2015, existam 7 milhões de pessoas que vivem com DCV no Reino Unido (3,5 milhões de homens e 3,5 milhões de mulheres).

Referência:

- British Heart Foundation CVD Statistics UK Fact Sheet 2016

14.3 O impacto da doença cardiovascular no Reino Unido

- Em 2012/13, foram gastos mais de 6,8 mil milhões de libras no tratamento das doenças cardiovasculares em Inglaterra.

- Os custos totais das doenças cardiovasculares aumentaram de 5,3 mil milhões de libras em 2003/4. Em 2009, os custos diretos da DCV para a saúde ascenderam a 8,6 milhões de libras, a perda de produtividade resultante de mortes a 4 milhões de libras e a morbilidade a 2,4 milhões de libras. Os custos totais corresponderam a 6% das despesas totais com os cuidados de saúde. Este valor aumentou para 7,2% em 2011, mas continua a ser uma percentagem significativamente inferior à dos Estados Unidos e da maioria dos países da Europa Ocidental.
- Em 2014, o custo total das doenças cardiovasculares no Reino Unido, incluindo os custos indirectos da morte prematura e da incapacidade, tinha aumentado para 15 mil milhões de libras por ano.
- As taxas de mortalidade por doença cardiovascular no Reino Unido são 50% mais elevadas nas regiões mais carenciadas do que nas menos carenciadas.
- As taxas de mortalidade por doença coronária são mais elevadas nas classes sociais mais baixas do que nas classes sociais mais altas.

Referências:

- ➢ Prevenção das doenças cardiovasculares: Costing report NICE junho de 2012
- ➢ Estatísticas de DC da Fundação Britânica do Coração - Ficha informativa do Reino Unido 2015

14.4 Avaliação das necessidades de saúde

O objetivo da avaliação das necessidades de saúde no domínio dos cuidados de saúde é recolher as informações necessárias para introduzir mudanças e benefícios para a saúde da população.

A informação pode ser recolhida a partir de uma variedade de fontes através de um recurso participativo rápido, como a avaliação comunitária. A partir de documentos existentes, entrevistas e observação direta. Através de inquéritos postais. De estatísticas locais, como a morbilidade hospitalar. De informações detidas pela prática.

Referências:

- ➢ Stevens Needs Assessment: da teoria à prática BMJ 1998; 316:1448
- ➢ Murray Avaliação das necessidades de saúde com base na prática. Utilização de 4 métodos num pequeno bairro BMJ 1995; 310:1443
- ➢ Orientações da NICE para a avaliação da saúde 2005

14.5 DCV na população de difícil acesso

Os idosos, os deficientes, os sem-abrigo, os reclusos, os toxicodependentes e os migrantes não devem ser esquecidos e necessitam de medidas de rastreio e de assistência devidamente concebidas.

A Greater Manchester Public Health Network leva a prevenção a essas pessoas num autocarro de dois andares.

North West Midlands elaborou um plano de desenvolvimento regional para fazer face ao problema na sua região.

Referências:

- ➢ Bonevski B Alcançar os difíceis de alcançar: uma revisão sistemática das estratégias para melhorar a saúde e a investigação médica com grupos socialmente desfavorecidos BMC Medical Research Methodology 2014, 14:42
- ➢ Autocarro de saúde First Stop www.gmphnetwork.org.uk
- ➢ Desenvolvimento regional de uma estratégia de prevenção de doenças cardiovasculares em colaboração com a população. A experiência do NHS West Midlands NICE CVD guidance expert testimony paper 5 2007

14.6 O potencial de mudança

Os dados provenientes de países desenvolvidos e em desenvolvimento demonstraram que os indivíduos com risco aumentado de DCV podem reduzir o seu risco de morbilidade e mortalidade cardiovascular deixando de fumar, alterando o seu regime alimentar, reduzindo o consumo de álcool, praticando atividade física, atingindo um peso corporal saudável e controlando a tensão arterial, o colesterol e a diabetes.

Referência:

- Graham I, Atar D, Borch-Johnsen K, et al. Diretrizes europeias sobre a prevenção de doenças cardiovasculares na prática clínica: resumo executivo. Fourth Joint Task Force of the European Society of Cardiology and Other Societies on Cardiovascular Disease Prevention in Clinical Practice (Constituída por representantes de nove sociedades e por peritos convidados). Eur Heart J 2007; 28:2375 414

14.7 Obstáculos à redução das doenças cardiovasculares

Alguns dos obstáculos são enumerados a seguir:

- Reconhecimento limitado da dimensão do problema das doenças cardiovasculares.
- A promoção da saúde e a prevenção das doenças não são levadas tão a sério como o tratamento e a cura.
- O AVC e as doenças cardiovasculares são consideradas doenças que devem ser geridas por especialistas.
- Os custos dos cuidados de saúde estão a aumentar e os recursos a diminuir.
- Conceitos culturais estabelecidos.

Referência:

- Benjamin E et al Magnitude do problema da prevenção: oportunidades e desafios J Am Coll Cardiol 202; 40(4):588- 603 2002

14.8 Barreiras à implementação de serviços preventivos

Healthcare systems	**Community**
Acute care priority	Lack of knowledge
Lack of resources	Lack of motivation
Lack of training	Cultural factors
Lack of systems	Social factors
Time and economic constraints	
Lack of policies and standards	

A contribuição fundamental dos comportamentos de estilo de vida para a prevenção e redução dos factores de risco e a elevada prevalência de factores de risco na maioria dos grupos populacionais significam que é essencial uma abordagem de saúde pública para a prevenção das DCV. A educação para a saúde é essencial para a população em geral. A legislação destinada a reduzir a disponibilidade e o consumo de álcool e tabaco também desempenha um papel muito significativo na redução do risco de DCV, por exemplo, a proibição de fumar em locais públicos.

Mas temos também de assegurar que os programas de formação de médicos, enfermeiros e outros profissionais de saúde dêem maior importância à prevenção. Nas escolas de medicina de muitos países, a tónica continua a ser colocada no diagnóstico e no tratamento de doenças agudas. Em muitos casos, os estudantes recebem uma formação limitada em matéria de promoção da saúde, prevenção de doenças e gestão de doenças crónicas. Os cardiologistas, em particular, consideram muitas vezes que o seu papel consiste em gerir o evento agudo. Frequentemente, adiam as questões de prevenção a longo prazo para os prestadores de cuidados primários. A falta de atenção especializada reforça a perceção, por parte dos prestadores de cuidados primários e dos doentes, de que o tratamento dos factores de risco crónicos e a modificação do estilo de vida são práticas discricionárias.

Os médicos de cuidados primários podem sentir-se sobrecarregados com a questão de como dar prioridade à redução dos factores de risco de uma forma realista e com uma boa relação custo-eficácia. Os prestadores de cuidados de saúde têm de compreender e ser capazes de comunicar qual é o benefício absoluto previsto de uma determinada estratégia de redução dos factores de risco num doente específico. Devem também ser competentes em técnicas para aumentar a adesão à medicação e às mudanças de estilo de vida. Embora provavelmente todas as escolas de medicina incluam agora competências de comunicação nos seus currículos, estas competências nem sempre são reforçadas nos programas de formação pós-graduada e de educação médica contínua.

Referência:

- Cornuz J Physicians' attitudes towards prevention: importance of intervention-specific barriers and physicians' health habits Family Practice (2000) 17 (6):535-540

14.9 Desenvolvimento de estratégias de prevenção

O desenvolvimento de muitas estratégias para a prevenção das doenças cardiovasculares coloca uma questão política importante: Será que os benefícios destes programas e intervenções justificam o investimento neles efectuado? As estratégias preventivas podem proporcionar oportunidades atractivas para evitar ou adiar a doença e a incapacidade, mas podem ter custos substanciais e, muitas vezes, têm de ser aplicadas a muitos indivíduos para chegar aos poucos do grupo que mais beneficiarão. A questão de saber se e como os recursos limitados dos cuidados de saúde devem ser atribuídos a estas actividades é, por conseguinte, uma questão importante para os decisores políticos e os profissionais de saúde.

Questões fundamentais como: Será que os benefícios destes programas justificam o investimento? Que quantidade dos nossos limitados recursos de cuidados de saúde deve ser atribuída a estas actividades? Os programas abrangerão a maioria dos que estão em risco? Quem beneficiará mais? Quais são as melhores abordagens? devem ser colocadas antes de se iniciar qualquer nova estratégia.

14.9.1 Estratégias rentáveis na prevenção das doenças cardiovasculares Prossegue o debate sobre a relação custo-eficácia das medidas preventivas.

Em alguns casos, as medidas podem beneficiar apenas uma proporção muito pequena da população e podem ser mais dispendiosas do que o tratamento da doença desenvolvida.

No entanto, existe um consenso geral de que o facto de se visar as pessoas de alto risco aumenta a relação custo-eficácia. Certas medidas, nomeadamente o rastreio e o aconselhamento sobre o tabaco e o álcool, a redução da hipertensão através da restrição do sal na dieta, a perda de peso e o exercício físico, a aspirina diária de baixa dose na prevenção secundária das doenças cardiovasculares, o rastreio do colesterol e a utilização de estatinas são geralmente reconhecidas como sendo eficazes em termos de custos.

Qualquer intervenção que conseguisse uma redução, mesmo que modesta, em toda a população de qualquer fator de risco cardiovascular importante produziria uma poupança líquida de custos para o SNS, para além de melhorar a saúde.

Um programa para toda a população de Inglaterra e do País de Gales (cerca de 50 milhões de pessoas)

que reduzisse os eventos cardiovasculares em apenas 1% resultaria em poupanças para o serviço de saúde no valor de, pelo menos, 30 milhões de libras (34 milhões de euros, 48 milhões de dólares) por ano, em comparação com nenhuma intervenção adicional.
Reduzir as concentrações médias de colesterol ou os níveis de pressão arterial na população em 5% resultaria em poupanças anuais no valor de, pelo menos, 80 a 100 milhões de libras. Medidas para reduzir a ingestão de sal na dieta em 3 g/dia (a ingestão média atual é de aproximadamente 8,5 g/dia) evitariam cerca de 30 000 eventos cardiovasculares, com poupanças no valor de pelo menos 40 milhões de libras por ano. Reduzir a ingestão de ácidos gordos trans industriais da atual proporção de 0,8% para 0,5% do conteúdo energético total poderia permitir obter
cerca de 570 000 anos de vida e geram poupanças no SNS no valor de, pelo menos, 230 milhões de libras por ano.
Referências:

- Cohen J. Os cuidados preventivos poupam dinheiro? N Eng J Med 2008,358.661-663
- O rastreio e o aconselhamento sobre o álcool e o tabaco são eficazes em termos de custos Resumo de Política do Projeto Síntese n.º 18 setembro de 2009 Fundação Robert Wood Johnson
- Barton Eficácia e relação custo-eficácia da prevenção das doenças cardiovasculares em toda a população: estudo de modelização BMJ 2011; 343:d4044

14.9.2 Três níveis de prevenção

Ao considerar qualquer programa de prevenção, é útil pensar em termos de três níveis de prevenção que devem ser abordados - como se mostra aqui. (Não confundir estes níveis com os níveis primário, secundário e terciário de prevenção de doenças clínicas abordados no capítulo anterior).
A prevenção primária visa prevenir os factores de risco antes do seu início, por exemplo, através da educação para a saúde nas escolas e do aconselhamento de todos os doentes sobre os benefícios de um estilo de vida saudável.
A prevenção secundária visa detetar e controlar os factores de risco, por exemplo, detetar e controlar a tensão arterial elevada.
A prevenção terciária tem como objetivo gerir a doença estabelecida, por exemplo, tratando os doentes que já sofreram um enfarte do miocárdio ou um acidente vascular cerebral para reduzir as complicações, a recorrência e uma maior deterioração.
Alguma literatura também se refere à prevenção primordial (ou primordial), que descreve as medidas adoptadas para assegurar o bem-estar fetal e evitar quaisquer consequências a longo prazo para a saúde decorrentes da história gestacional e/ou da doença.
O termo prevenção quaternária é também por vezes utilizado para descrever medidas destinadas a reduzir os riscos de intervenções desnecessárias ou excessivas no sistema de saúde.
Para ser bem sucedido, qualquer programa preventivo tem de abordar todos estes níveis.
Referência:

- O que os investigadores entendem por prevenção primária, secundária e terciária At Work, Issue 80, Spring 2015: Instituto para o Trabalho e a Saúde, Toronto

Duas perguntas:
O que estamos atualmente a fazer para implementar a prevenção cardiovascular no Reino Unido?
Que mais podemos tentar fazer e como?
Assim, nesta altura, gostaríamos que discutisse com os seus colegas as abordagens que sabe que estão a ser aplicadas no Reino Unido e nos seus próprios consultórios e clínicas locais.

14.9.3 Estratégias de prevenção

Duas estratégias complementares que são geralmente defendidas para a prevenção primária são a[1] abordagem populacional' e a abordagem de alto risco' .
Na prática, ambas as abordagens devem ser introduzidas para obter o máximo de resultados.
Referência:

- NICE Serviços para a prevenção das doenças cardiovasculares CMG45 2012

14.10 Abordagem baseada na população

A estratégia populacional tem por objetivo reduzir o peso da doença em toda a comunidade, conferindo simultaneamente pequenos benefícios a cada indivíduo. As intervenções à escala comunitária, como as zonas livres de fumo e as restrições à publicidade e à venda de álcool e tabaco, procuram modificar os comportamentos e, assim, influenciar a distribuição dos factores de risco na população. Espera-se que mesmo alterações modestas nos factores de risco contribuam para uma redução substancial do risco cumulativo de DCV na população, devido ao grande número de pessoas afectadas. Os benefícios para cada indivíduo são pequenos.
O objetivo é reduzir a morbilidade e a mortalidade por DCV em 2% por ano.
A abordagem populacional requer claramente apoio a nível da saúde pública e a nível legislativo.

- Devem ser incentivados e disponibilizados programas comunitários de promoção da saúde e de prevenção das doenças, adequados e eficazes do ponto de vista cultural e linguístico. Se já existirem, devem ser reforçados e integrados no sector formal dos cuidados de saúde.
- A prevenção das doenças cardiovasculares deve ser integrada nos cuidados de saúde primários e secundários.
- A educação para a saúde cardiovascular deve ser integrada noutras iniciativas de promoção da saúde, como a redução do cancro e da DPOC.
- Os conselhos sobre o estilo de vida devem centrar-se na cessação do tabagismo, na redução do consumo de álcool, no controlo do peso, numa dieta saudável para o coração, na atividade física e na gestão do stress.
- A promoção da saúde cardiovascular deve fazer parte da estratégia nacional dos meios de comunicação social.
- A saúde cardiovascular deve ser abordada na educação para a saúde nas escolas e/ou como parte do currículo de ciências.
- A educação para a saúde cardiovascular deve ser oferecida nos locais de culto religioso e nos locais de trabalho, se for caso disso.
- Qualquer programa de prevenção das doenças cardiovasculares deve trabalhar em estreita colaboração com grupos regionais e locais para promover políticas susceptíveis de incentivar uma alimentação mais saudável, reduzir o consumo de álcool, reduzir o tabagismo e aumentar a atividade física. Estas políticas devem também abranger o planeamento urbano, os transportes, a venda a retalho de alimentos e os contratos públicos.
- As organizações que podem participar no desenvolvimento do programa podem incluir grupos estatutários, do sector público e da sociedade civil, como instituições de caridade, clubes, grupos de autoajuda e grupos comunitários, como os Alcoólicos Anónimos e os Vigilantes do Peso.
- As campanhas mediáticas podem ser úteis, mas devem basear-se num quadro teórico reconhecido.

14.10.1 Responsabilidade pelas abordagens baseadas na população Nível internacional: Organização Mundial de Saúde (OMS), Organização Mundial do Comércio (OMC), União Europeia (UE). A nível nacional: Departamentos governamentais, autoridades sanitárias, agências de saúde, indústrias. Nível regional: Autoridades responsáveis pelo planeamento do tráfego, escolas, construção de edifícios públicos. A responsabilidade deve ser partilhada entre políticos, autoridades administrativas, profissionais de saúde e ONG.

14.10.2 Recomendações de ação

Alimentação

Mudar os padrões alimentares de alimentos não saudáveis para alimentos saudáveis e reduzir a ingestão diária total de energia: a nível internacional, a OMS recomenda a ingestão de menos de 5 g de sal por dia, menos de 10% de gorduras saturadas e de açúcar no total de energia (recentemente reduzido para 5% do total de energia) e a eliminação das gorduras trans. Nível nacional Introdução de impostos sobre alimentos não saudáveis, como o açúcar, subsídios à fruta e aos legumes, restrição da publicidade a junk food (rica em gordura, sal e açúcar), rotulagem para melhorar a informação ao consumidor (sistemas de semáforos, logótipos de escolha saudável). Nível regional Restrições da disponibilidade (promoção de critérios nutricionais para as escolas, proibição de máquinas de venda automática nas escolas, restrição de estabelecimentos de fast food perto das escolas).

Fumar

Reduzir o tabagismo e a exposição ao fumo passivo: a nível internacional, as recomendações da Convenção-Quadro da OMS para a Luta Antitabaco (CQCT) relativas a leis antitabaco, já adoptadas por mais de 170 países, a introdução da harmonização dos impostos especiais de consumo. A nível nacional Preços e tributação (cada aumento de 10% no preço de retalho reduz o consumo em 4%). Restrições à venda a adolescentes, eventualmente restrições à venda a adultos. Rotulagem com advertências relativas à saúde e embalagens simples. Proibição da publicidade, da promoção e do patrocínio. Campanhas nos meios de comunicação social. Proibição de fumar em locais públicos fechados e em locais de trabalho. Proibição de zonas designadas para fumadores. Imposição de sanções em caso de infração à legislação. Desnormalização do tabagismo (aumentando o apoio do público às proibições de fumar e o seu cumprimento). Nível regional Regulamentação do consumo de tabaco nos locais de trabalho, centros de ensino e escolas. Educação nas escolas sobre os efeitos nocivos.

Álcool

Reduzir o consumo excessivo de álcool: A nível internacional, a OMS e a UE recomendam o aumento da tributação, limites legais baixos para os condutores, idade mínima de compra e regulamentação da disponibilidade. A nível nacional Fixação de preços e tributação (cada aumento de 10% no preço de retalho reduz o consumo entre 4,6% e 8%), limites de idade para a venda, estratégias de condução sob o efeito do álcool, estabelecimentos de venda restritos, horários de venda reduzidos, rotulagem com advertências relativas à saúde, restrição da publicidade, promoção e patrocínio. Reduzir o teor alcoólico das bebidas. Introdução de preços mínimos por unidade. Nível regional Regulamentação do consumo em locais de trabalho, centros de ensino e escolas. Educação nas escolas sobre os efeitos nocivos.

Inatividade física

Aumento da atividade física diária e diminuição do tempo sedentário. Nível internacional Mudança para ambientes que facilitem a integração da atividade física na rotina diária, divulgação das orientações recomendadas para as actividades. Nacional e regional Tributação dos transportes motorizados privados, taxas de utilização das estradas, taxas de estacionamento mais elevadas e aumento da disponibilidade e subsídio dos transportes públicos, introdução de pistas para ciclistas e peões, estreitamento das estradas nas cidades, criação de mais locais para a atividade física, ligação entre casas e escolas através de redes de passeios a pé e de bicicleta, incentivo à utilização de escadas em vez de elevadores e escadas rolantes, conceção de parques infantis escolares para encorajar brincadeiras fisicamente activas variadas, pausas obrigatórias para a atividade física nas escolas, incentivo aos empregados para que andem a pé, de bicicleta ou utilizem os transportes públicos para se deslocarem para e do trabalho, introdução de pausas sistemáticas no tempo de permanência sentado.

Referência:

- Jorgensen Alterações a nível da população para promover a saúde cardiovascular Eur J Prev Card 2013; 20(3) 409-421

14.11 Estratégias adicionais

Estratégias de incentivo, como as utilizadas na publicidade e na gestão do espaço nos supermercados, para promover suavemente os conceitos de modo a que a opção obtida quando a pessoa que escolhe não faz nada seja saudável em vez de não saudável.

O apoio social na prevenção do stress. Reduzir a desigualdade social na saúde.

Referência:

- Thaler Nudge. Improving decisions about health, wealth and happiness Londres: Penguin Books 2009

14.12 Medidas legislativas

São essenciais medidas legislativas para reduzir o consumo de tabaco e de álcool, melhorar a alimentação e aumentar a atividade física.

O tabaco:

Proibição da venda a menores de 18 anos.

Proibir a publicidade, a promoção e o patrocínio do tabaco.

Proibição de fumar em locais públicos fechados.

Proibição de zonas designadas para fumadores.

Imposição de sanções em caso de infração à legislação.

Aumento do imposto sobre o tabaco.

Obrigatoriedade de maços de cigarros simples, sem marca, e de afixação dos perigos para a saúde nos maços de cigarros.

Álcool:

Restrição da venda a menores de 18 anos.

Horas restritas de venda autorizada de álcool.

Reduzir o teor alcoólico das bebidas.

Aumentar o imposto sobre as vendas.

Introdução de um preço mínimo por unidade.

Leis sobre a condução sob o efeito do álcool - bafómetros.

Controlo da publicidade e dos patrocínios.

Dieta:

Introduzir um imposto sobre as vendas de bebidas e alimentos que contenham açúcar.

Limitar a quantidade de gorduras saturadas e de gorduras trans nos alimentos transformados.

Limitar o teor de sal dos alimentos transformados.

Normalização da rotulagem dos géneros alimentícios.

Referência:

- Prevenção das doenças cardiovasculares Nice public health guides 25 http://www.nice.org.uk/guidance/ph25/resources/guidance-prevention-of- cardiovascular-disease-pdf

14.13 Abordagem de alto risco

- No entanto, a abordagem de alto risco dependerá principalmente dos profissionais de saúde no seu trabalho direto com os pacientes individuais.
- A estratégia de alto risco procura identificar os indivíduos que estão em alto risco devido a uma elevação acentuada de um ou vários factores de risco. Nestes casos, serão necessárias intervenções comportamentais ou farmacológicas específicas.
- A avaliação dos riscos individuais foi abordada em pormenor nos capítulos 3 e 4.
- Esta abordagem proporciona a maior redução de risco nos indivíduos.
- O envolvimento da família, do cônjuge e dos filhos, aumentará significativamente a probabilidade de uma modificação eficaz do estilo de vida.
- Na prática, devem ser introduzidas abordagens de base populacional e de alto risco para obter o máximo de resultados.
- Devem ser desenvolvidos algoritmos de diagnóstico e de gestão rentáveis e personalizados para o tratamento de todas as doenças cardiovasculares comuns. Estas diretrizes devem ser amplamente divulgadas na região.
- Deve ser garantida a disponibilidade de medicamentos, dispositivos e procedimentos eficazes e a preços acessíveis.
- É necessária uma abordagem de trabalho em equipa. Os médicos terão de contar com o apoio de enfermeiros e de profissionais de saúde afins, como dietistas, farmacêuticos, preparadores físicos e conselheiros em matéria de tabagismo.
- Devem ser criadas cadeias de encaminhamento que permitam estabelecer ligações efectivas entre os centros de cuidados de saúde primários, secundários e terciários, sempre que necessário.
- Deve ser dada maior ênfase à educação e à formação em matéria de prevenção para todos os profissionais de saúde ao nível da licenciatura e da pós-graduação. [1]Deve ser adoptada uma abordagem do tipo "formar os formadores" para promover a prevenção das DCV a nível profissional.
- A fim de proporcionar uma abordagem de alto risco em paralelo com a abordagem da população, todos os médicos devem dedicar tempo para efetuar uma avaliação adequada e iniciar esforços preventivos. A promoção de hábitos saudáveis por parte dos médicos, incluindo a cessação do tabagismo, a redução do consumo de álcool, uma alimentação saudável, o controlo do peso e o aumento da atividade física, deve ser universal.

Referências:

- Prevenção de doenças cardiovasculares da OMS Diretrizes para a avaliação e gestão do risco cardiovascular 2007 http://www.who.int/cardiovascular_diseases/ guidelines/ Full%20text.pdf
- Capewell S, Graham H (2010) Will Cardiovascular Disease Prevention Widen Health Inequalities? PLoS Med 7(8): e1000320. doi:10.1371/journal.pmed.1000320

14.14 Componentes essenciais de um programa de controlo da DCV Em termos práticos, os componentes essenciais de qualquer programa de controlo da DCV são os seguintes

- Desenvolver uma política de saúde que integre medidas de base populacional para a modificação do risco de DCV e estratégias de gestão de casos com uma boa relação custo-eficácia para grupos de alto risco.
- Assegurar a educação e a formação dos profissionais de saúde em matéria de prevenção em geral e de gestão dos factores de risco em particular.
- Introduzir programas de educação sanitária para a população em geral, incluindo crianças, adultos

e famílias.

- Assegurar sistemas eficientes de avaliação dos factores de risco de DCV na população.
- Assegurar sistemas eficientes de controlo do peso das doenças cardiovasculares na população.

Referências:

- Fuster V Promover a Saúde Cardiovascular no Mundo em Desenvolvimento: A Critical Challenge to Achieve Global Health Institute of Medicine (US) Committee on Preventing the Global Epidemic of Cardiovascular Disease: Meeting the Challenges in Developing Countries National Academies Press (US); 2010
- Guia de boas práticas do programa Health Check do NHS 2013

14.14.1 Liderança do programa CVD

Para que qualquer novo programa seja bem sucedido, é necessário que haja uma forte liderança e apropriação local.

- Identificar personalidades de topo para actuarem como defensores.
- Identificar e formar pessoas para liderar o programa CVD.
- Desenvolver sistemas no âmbito de parcerias estratégicas locais e parcerias regionais para acordar prioridades partilhadas.
- Por conseguinte, é importante, desde o início, estabelecer os critérios acima referidos e garantir a sua aplicação.

14.14.2 Avaliação do impacto

Para que os programas de prevenção demonstrem o seu êxito e garantam a sua sustentabilidade, é essencial monitorizar o seu impacto.

- O acompanhamento do impacto implica assegurar que a avaliação seja integrada desde o início, de modo a que possam ser efectuadas medidas de base e os resultados acompanhados ao longo do tempo.
- A obtenção de uma estimativa mais completa do peso da doença exige dados de morbilidade normalizados. Embora a recolha de tais dados a nível nacional seja provavelmente impraticável, a obtenção de dados de prevalência a partir de inquéritos válidos de amostras transversais de comunidades selecionadas e de dados de incidência a partir de estudos de coortes selecionados proporcionaria uma base razoável para a extrapolação.
- Os serviços de saúde das grandes indústrias do sector organizado podem oferecer oportunidades para a realização de estudos prospectivos e registos convenientes e com uma boa relação custo-eficácia.
- Devem ser desenvolvidos sistemas de vigilância das doenças e registos e centros de dados sobre DCV.
- Para que se possa efetuar uma avaliação eficaz, é igualmente importante que os conhecimentos básicos de epidemiologia, bioestatística e saúde pública sejam componentes essenciais do ensino pré-graduado e pós-graduado de todos os profissionais de saúde.

14.14.3 Implementação da mudança: Planeamento de um Programa de Cardiologia Preventiva

O objetivo deste capítulo era começar a considerar a forma como as mudanças no comportamento e na prática profissionais podem ser implementadas na prática em contextos de cuidados de saúde relevantes.

Agora deve ser capaz de o fazer:

- Confirmar a necessidade de estabelecer um programa de prevenção das doenças cardiovasculares.
- Identificar potenciais obstáculos à implementação das mudanças necessárias.
- Gerar ideias para ajudar a ultrapassar as barreiras.
- Desenvolver um plano para a implementação do programa local.
- Considerar métodos para monitorizar e avaliar o desempenho do programa, por exemplo, registos de doenças e auditorias.

Referências:

- Serviços para a prevenção de doenças cardiovasculares Orientações de comissionamento NICE CMG45 2012
- Saner H Como criar e gerir um programa de reabilitação cardíaca EACPR 2012

14.15 Como chegar às populações de alto risco

14.15.1 Campanhas de sensibilização do público

Para serem eficazes, devem alterar periodicamente o seu formato, ser realizados com frequência e ser contínuos ao longo de muitos anos.

O seu objetivo é:

- Influenciar a população em geral para que compreenda os problemas sociais e económicos causados por factores relacionados com o estilo de vida, em especial o álcool, o tabaco, os regimes alimentares pouco saudáveis e o exercício físico insuficiente, e para que tome medidas para os modificar, melhorando assim a saúde física e psicológica das pessoas e aumentando a sua capacidade de ganho e esperança de vida.
- Ensinar o público a modificar estes factores.
- Demonstrar os benefícios da modificação do estilo de vida.
- Incentivar o público a consultar o seu médico de família para uma avaliação dos riscos cardíacos e de cancro.
- Em conformidade com os objectivos da ONU e da OMS, o objetivo é reduzir a incidência e a mortalidade por doenças cardíacas, acidentes vasculares cerebrais e cancros em 2% por ano.

14.15.2 Implementação de campanhas

i) Envolver as esposas e as famílias.
ii) Meios de comunicação social locais - reunião introdutória com a televisão, a rádio e a imprensa.
iii) Envolver VIPs e pessoas de renome.
iv) Participação da comunidade ^M reuniões e manifestações em centros comerciais, fábricas, universidades, edifícios da administração pública, campos do exército, escolas, centros desportivos.
v) Linha telefónica direta.
vi) Participação em grupos de apoio como os AA e os Vigilantes do Peso.
vii) Programas de televisão e rádio.
viii) Mensagens de texto no telemóvel.
ix) Redes sociais.

Uma revisão Cochrane de 2011, que se centrou no aconselhamento e nas intervenções educativas e incluiu 55 ensaios destinados a modificar um ou mais factores de risco cardiovascular na população adulta em geral, concluiu que o aconselhamento e a educação para mudar comportamentos não reduzem a mortalidade total ou por doença coronária nem os eventos clínicos na população em geral. No entanto, observaram que havia deficiências substanciais nos métodos dos ensaios incluídos, limitando o valor global dos resultados.

As intervenções nos factores de risco comportamentais são frequentemente trabalhosas e não são sustentáveis a longo prazo, pelo que os efeitos tendem a diminuir com o tempo e requerem um reforço regular.

Referências:

- Heneghan C. A evidência para a prevenção primária das doenças cardiovasculares continua a ser consideravelmente incerta [editorial]. Base de dados Cochrane Syst Rev. 2011
- Tower Hamlets NHS Health checks 2014 www.healthcheck.nhs.uk/document.php?o=596

14.16 Redes geridas em clínica geral

Foi demonstrado que a ligação de várias práticas adjacentes, a utilização de administradores comuns e a existência de
a aplicação de programas preventivos aumenta significativamente a adesão dos doentes e melhora os níveis de resultados obtidos.

Referência:

- Robson Melhorar a DCV utilizando redes geridas na clínica geral Br J Gen Pract 2014; 64:230-231

14.17 Outras medidas úteis

- Discussão oportunista com os doentes pelos médicos de clínica geral.
- Envolver os seus doentes na tomada de decisões em matéria de cuidados de saúde.

14.18 Programas liderados por enfermeiros

Workshops de promoção da saúde.

Equipas multidisciplinares:

Equipa central: Enfermeiro, dietista, fisioterapeuta, cardiologista.

Membros suplementares da equipa: Médico de clínica geral, psicólogo, assistente social, farmacêutico, terapeuta ocupacional, especialista em diabetes, especialista em cessação tabágica, conselheiro vocacional, especialista em saúde sexual, cardiologista hospitalar e enfermeiro especialista. Referência:

- Berra Modelos baseados em enfermagem para a prevenção de DCV Da investigação à prática clínica Jour Cardiovasc Nursing Aug 2011 Vol 26 No 4 546-555

14.19 Sistemas de incentivos

Continua a debater-se se os sistemas de incentivos, incluindo as recompensas financeiras, têm ou não um papel significativo na motivação dos indivíduos para alterarem o seu comportamento.

É certo que desempenharam um papel eficaz na Carélia do Norte, na Finlândia, nos anos 70, na redução do tabagismo e do consumo de produtos lácteos. No entanto, estudos recentes revelaram que os efeitos motivadores se desvanecem ao fim de alguns meses.

Referências:

- Puska P. Successful prevention of non-communicable diseases: 25 year experiences with North Karelia Project in Finland (Prevenção bem sucedida de doenças não transmissíveis: 25 anos de experiência com o Projeto da Carélia do Norte na Finlândia). Pub Health Med 2002; 4:5-7
- Jochelson Pagar ao doente, melhorar a saúde através de incentivos financeiros Kings Fund 2007

14.20 Implementação prática do programa de Cardiologia Preventiva

Programa

O que é que realmente faz? Aplica o processo clínico básico de recolha do historial, exame e investigação.

História:

Registar a idade, o sexo, a etnia, o historial do estilo de vida, incluindo o tabagismo, o álcool, a alimentação, o exercício físico, o stress, o historial familiar, as doenças e os medicamentos anteriores.

Exame físico:

Verificar a altura, o peso, o perímetro da cintura, o pulso (frequência e ritmo), a tensão arterial, a pesquisa de proteínas e de glicose na urina, um exame mais aprofundado do sistema cardiovascular, por exemplo, avaliar o tamanho do coração, os sons cardíacos, as artérias carótidas, os pulsos periféricos, o fundo da retina.

Investigações:

Se necessário, com base na história clínica e no exame, solicitar análises sanguíneas para avaliar a função renal, a função hepática, os lípidos, a glicose e a HbA1c.

Avaliação dos riscos:

Estimar o risco total de desenvolver DCV nos 10 anos seguintes utilizando o QRISK2 ou o Heartscore.

Aconselhar o doente sobre a modificação do seu estilo de vida e prescrever-lhe uma medicação profiláctica ou terapêutica adequada.

Providenciar um acompanhamento e apoio regulares.

Perguntas e debates

Existem já programas eficazes de combate à doença cardiovascular no Reino Unido?

Quais são os obstáculos e como podem ser ultrapassados?

Como podemos envolver os decisores políticos locais numa abordagem populacional?

Como podemos melhorar a educação e a formação dos profissionais de saúde em matéria de prevenção?

Como podemos melhorar a deteção e a gestão dos factores de risco nos nossos consultórios e clínicas locais?

Quem poderá liderar a nossa estratégia?

Como é que podemos avaliar os programas?

Reflicta sobre as questões acima referidas e debata-as com os seus colegas.

Em resumo

- Foram criados no Reino Unido programas de prevenção das doenças cardiovasculares.
- Devem ser identificados e ultrapassados os potenciais obstáculos à implementação.
- É necessária uma abordagem da população e do risco elevado.
- Deve ser dada atenção a todos os níveis de prevenção, ou seja, primária, secundária e terciária.
- A prioridade deve ser dada à educação, à formação e à liderança.
- Devem também ser desenvolvidos métodos para monitorizar e avaliar o desempenho do programa.
- A obtenção de uma estimativa mais completa do peso da doença requer dados de morbilidade normalizados.
- Para que se possa efetuar uma avaliação eficaz, os conhecimentos básicos de epidemiologia, bioestatística e saúde pública devem ser componentes essenciais do ensino pré-graduado e pós-graduado de todos os profissionais de saúde.

- Deve ser introduzida legislação para controlar a disponibilidade e o consumo de tabaco e álcool, aumentar a disponibilidade de dietas saudáveis para adultos e crianças e desenvolver mais instalações desportivas.
- Devem estar disponíveis medicamentos adequados a preços acessíveis.

Este modelo é de aplicação universal em todo o mundo.

CAPÍTULO 15

Capítulo final

15. Discussão de casos e resumo

O nosso último capítulo centra-se na discussão de casos relacionados com o conteúdo dos capítulos anteriores.

Objetivo

O objetivo deste capítulo é reunir os ensinamentos de todos os capítulos anteriores e analisar as implicações práticas.

Objectivos:

- Reforçar a importância da identificação e do tratamento dos factores de risco cardiovascular na comunidade.
- Rever a avaliação dos doentes com risco cardiovascular.
- Rever a gestão de doentes com risco cardiovascular.
- Considerar medidas práticas para a criação de programas locais e nacionais de prevenção da DCV.

Tópicos

1. O problema global das doenças cardiovasculares

Cardiologia preventiva

2. DCV e prevenção
3. Factores de risco de DCV e prevenção primária
4. Avaliação de risco clínico para DCV

Modificação do estilo de vida

5. Fumar
6. Álcool
7. Dieta e peso
8. Atividade física
9. Stress

Gestão de problemas médicos

10. Hipertensão
11. Colesterol
12. Diabetes Mellitus

Programas de prevenção

13. Prevenção secundária e terciária
14. Programa de Cardiologia Preventiva Planeamento e Implementação da Mudança

Resumo

15. Discussão de casos/Síntese/Avaliação

A lista acima recorda-lhe os domínios abordados nos capítulos anteriores.

15.1 Porque é que é importante identificar e tratar
os factores de risco cardiovascular
?

Neste capítulo, revemos o que foi abordado anteriormente e a sua aplicação prática, discutindo casos ou situações com que se deparou na sua própria prática clínica.

Gostaríamos que considerasse algumas vinhetas de casos preparados e que as discutisse durante cerca de 15 minutos com um colega.

É claro que pode, adicionalmente ou em alternativa, considerar casos reais com que se tenha deparado na sua carreira profissional.

Caso 1

Mulher asiática de 67 anos com Diabetes Mellitus controlada por dieta. História de acidente vascular cerebral. História familiar de doença cardíaca isquémica e AVC. Não fumadora. Medicação Aspirina 75mgm por dia. O/E Excesso de peso, TA 146/72.

Que investigações faria?

Qual é o risco global de DCV?

O que é que se deve fazer?

Caso 2

Homem de 55 anos de idade vem ao médico para repetir a receita. Hipertenso há 5 anos, sem causa secundária encontrada. Vai regularmente ao médico e o controlo da tensão arterial é fraco. Fumador. A tomar Atenolol 100 mg por dia, Captopril 25 mg tds, Bendroflumetazida 2,5 mg por dia. TENSÃO ARTERIAL 179/98. Frequência cardíaca 96 bpm. Urina ++ proteína, nipping arterio-venoso na retinoscopia. O ECG mostra hipertrofia do ventrículo esquerdo. A creatinina está elevada.

O que pensa?

Caso 3

Mulher de 58 anos com angina estável. Enfarte do miocárdio há 9 meses. Ex-fumadora. Tensão arterial 142/86 mm Hg. Perfil lipídico: Colesterol total 5,0 mmol/l, HDL 1,1 mmol/l, triglicéridos 1,7 mmol/l. Terapêutica atual: Aspirina 75 mg od, Ramipril 5 mg od, Atenolol 50 mg od, Sinvastatina 40 mg nocte.

O que pensa?

Caso 4

Homem de 76 anos, fumador, recuperou bem de um pequeno AVC. 2 semanas depois, TA 180/100 mm Hg. Excesso de peso, ex-fumador. Retinopatia O/E grau II, 2+ sangue e 2+ proteínas na urina.

O que é que tu farias?

Começou a tomar Perindopril + Indapamida. 1 semana depois: PA 137/85, 2+ sangue e 2+ proteínas na urina, a creatinina subiu de 120 para 197 mmol/l.

O que pensa?

Caso 5

Mulher de 30 anos com diabetes tipo 1 desde a infância. Diabetes bem controlada (HbA1c 6). Bom estilo de vida. TENSÃO ARTERIAL 140/89. Perfil lipídico: Colesterol total 5,5 mmol/l, colesterol HDL 1,0, triglicéridos 1,6. O que acha?

Caso 6

Homem ativo de 86 anos. TENSÃO ARTERIAL 174/92. Ex-fumador (deixou de fumar há 10 anos). Perfil lipídico: Colesterol total 6,0 mmol/l, colesterol HDL 1,1, triglicéridos 1,2.

O que pensa?

Caso 7

Homem de 28 anos. Excesso de peso. Tensão arterial 159/99 mm Hg. Rácio de colesterol total:HDL = 5,8. Fumador. História familiar de DCV prematura.

O que pensa?

Caso 8

Mulher de 68 anos. Claudicação estável a 500 metros. TENSÃO ARTERIAL 145/86. Rácio de colesterol total:HDL = 4,4. Ex-fumadora.

O que pensa?

Caso 9

Homem de 62 anos, padeiro, com diabetes tipo 2, a tomar metformina. Fuma 15 cigarros por dia, tem excesso de peso e bebe álcool 56 unidades por semana. Tensão arterial 138/78 (há 3 meses), 164/72 (há 1 mês), 168/104 (há 2 semanas). Colesterol total 6,3 mmol/l, colesterol HDL 0,9 mmol/l, triglicéridos 2,7 mmol/l. Glicose em jejum 15 mmol/l.

O que pensa?

Investigações?

Tratamento?

Referência:

- Estudos de casos Dr. Neil Chapman Centre for Circulatory Health Imperial College London

Em resumo

Ao longo deste manual, esperamos ter contribuído para a sua compreensão da DCV e concordado que:

- As doenças cardiovasculares são um importante problema de saúde a nível mundial no Reino Unido e na maioria dos países desenvolvidos e em desenvolvimento, resultando em graves custos humanos e económicos.
- Existe um grande potencial de prevenção a nível nacional, local e regional.
- Para atingir este objetivo, é necessário mostrar às pessoas como podem alterar o seu comportamento e modificar o seu estilo de vida.
- Fazer alterações comportamentais e modificar o estilo de vida não é fácil, mas é um exercício muito necessário.
- A promoção da saúde e a prevenção de doenças devem ser objeto de maior ênfase na formação de todos os profissionais de saúde.
- A população em geral deve ser regularmente alertada pelos profissionais de saúde para os factores de risco e para um estilo de vida saudável.
- Devem ser introduzidos nas escolas e nos locais de trabalho programas educativos alargados e repetidos para adultos e crianças.
- São necessários programas organizados e regularmente monitorizados para identificar as pessoas em risco.
- A avaliação dos riscos deve ser efectuada numa base holística.
- Deve ser dada maior prioridade à gestão dos factores de risco.

Final - uma reflexão salutar

Uma mulher aproxima-se de um homem idoso sentado numa cadeira no seu alpendre.

"Não *pude deixar de reparar no teu ar feliz"*, disse ela. *"Qual é o* teu segredo para uma vida longa e feliz?"

" Fumo três maços de tabaco por dia, bebo uma grade de cerveja, como alimentos gordurosos e *nunca, nunca faço exercício"*, respondeu ele. *"Uau, isso é incrível"*, disse ela, *"Quantos anos tens?"*

"Vinte -

CAPÍTULO 16

16. Sinopse

Cardiologia preventiva

Todos os anos, morrem mais pessoas no mundo devido a doenças cardiovasculares do que por qualquer outra causa. Os países em desenvolvimento contribuem com uma quota-parte maior para o fardo global das DCV do que os países desenvolvidos.

A maioria das mortes pode ser evitada combatendo factores de risco como o tabagismo, o álcool, a obesidade, a inatividade física, a hipertensão, a diabetes, o aumento dos lípidos e o stress.

Existem duas abordagens complementares para a prevenção das doenças cardiovasculares. A abordagem populacional, que tem por objetivo alterar o comportamento da sociedade, em grande parte através de medidas legislativas. A abordagem de alto risco, que visa modificar o estilo de vida dos indivíduos.

O nosso objetivo é reduzir a morbilidade e a mortalidade por DCV em 2% por ano.

Este manual demonstrou como é possível criar programas de cardiologia preventiva em clínica geral.

O objetivo final é ajudar o público a modificar os seus comportamentos e estilos de vida.

Muitas perguntas continuam sem resposta, provavelmente a mais importante:

Como é que podemos avaliar com maior precisão o risco cardíaco?

Qual a melhor forma de influenciar os indivíduos a modificarem o seu estilo de vida?

CAPÍTULO 17

Apêndice A

17. Cardiologia preventiva na Rússia

Vejamos agora o efeito da DCV num país europeu desenvolvido de rendimento médio (Anexo D). Recentemente revisto para rendimento superior.

As doenças cardiovasculares são a principal causa de morte em pessoas com menos de 70 anos e são responsáveis por 35% de todas as mortes de homens e mulheres na Rússia.

17.1 Dados demográficos da Rússia

- Em 2010, a população da Federação Russa era de 142.958.164 habitantes. Até 2010, esta população estava a diminuir, devido a uma taxa de natalidade reduzida, ao desequilíbrio entre a imigração e a emigração e à persistência de uma elevada taxa de mortalidade masculina.
- As doenças não transmissíveis na Rússia são responsáveis por 82% de todas as mortes e 62% destas são causadas por DCV. As DCV são responsáveis por 51% de todas as mortes na Federação Russa, cerca de 600 000 mortes de homens por ano e por um terço de todas as mortes no grupo etário 25-64. Em grande parte devido a estas mortes relacionadas com as DCV, até 2010 a população russa estava a diminuir anualmente 0,5%.
- Em 2010, a taxa de mortalidade por DCV na Rússia foi de 915 homens e 517 mulheres por 100 000 habitantes.
- Embora a OMS não tenha publicado quaisquer dados relativos à Federação Russa mais recentes do que 2011, têm surgido alguns números mais recentes e promissores da Federação Russa. Os últimos dados do Ministério da Saúde da Federação Russa mostram que, ao longo dos quatro anos de 2010 a 2014, a esperança de vida melhorou para os homens de 60,5 anos para 63,3 anos e para as mulheres de 73,3 anos para 75 anos.
- As taxas de mortalidade global diminuíram 5,9%, passando de 15,2 por 1 000 em 2006 para 14,3 por 1 000 em 2010, com uma nova descida para 13 por 1 000 em 2013. Mais especificamente, as taxas de mortalidade por doenças do aparelho circulatório registaram uma redução de 7%. A incidência de AVC diminuiu 20% e a incidência global de DCV 5%.
- Isto demonstra que estas taxas podem ser significativamente reduzidas através da introdução de algumas medidas simples mas muito eficazes, tais como campanhas de sensibilização do público, educação para a saúde, centros de saúde para o rastreio das doenças cardiovasculares, e também através do desenvolvimento de centros vasculares locais e regionais, destinados a tratar as pessoas com enfartes agudos do miocárdio e acidentes vasculares cerebrais, o mais rapidamente possível.

Referências:

- Morrer demasiado jovem Banco Mundial 1-15 2005
- Kim AS Global Variation in the Relative Burden of Stroke and IHD Circulation [Variação global na carga relativa de AVC e DIC]. 2011 Jul 19; 124(3):314-23
- Ministério da Saúde da Federação Russa Rosstat 2013-2015

17.2 O peso da DCV na Rússia

- Na maioria dos países europeus, a esperança de vida está a aumentar, mas em países como a Rússia e a Ucrânia a esperança de vida diminuiu nos 50 anos decorridos entre 1960 e 2010.
- Entre 1945 e 1960, a mortalidade melhorou consideravelmente na Europa Oriental devido a melhorias na habitação e na higiene e ao controlo das doenças transmissíveis. Nessa altura, havia apenas uma pequena discrepância entre a esperança de vida nos países da Europa Oriental e

Ocidental.

- Nas décadas de 1970 e 1980, a esperança de vida na Europa Ocidental começou a melhorar significativamente devido à modificação do trabalho e do estilo de vida e à redução das mortes por doenças não transmissíveis, mas o mesmo não aconteceu na Europa Oriental, o que levou a um fosso maior entre as duas regiões.
- Após a queda da União Soviética em 1991, registou-se um declínio acentuado da esperança de vida na Federação Russa e noutros países da Europa Oriental, especialmente entre os homens. Após uma pequena melhoria no final da década de 1990, registou-se novamente um declínio, que se estabilizou em meados da década de 2000. O fosso entre estes países da Europa Oriental e da Europa Ocidental continuou a aumentar.
- Grande parte da redução da esperança de vida deveu-se a factores relacionados com o estilo de vida, como uma dieta pobre, exercício inadequado, tabagismo excessivo, consumo elevado de álcool e níveis crescentes de stress, que conduziram a um aumento das doenças cardiovasculares e de outras doenças relacionadas com o tabagismo e o álcool, bem como a acidentes e lesões.
- Até 2010, a população russa de aproximadamente 143 milhões de habitantes estava a diminuir anualmente em 700 000. As doenças cardiovasculares são responsáveis por cerca de 600 000 mortes de homens por ano na Rússia. Se este ritmo se mantiver, a população russa poderá sofrer uma redução de 23% até 2050, com consequências socioeconómicas potencialmente desastrosas. Em 2012, foram introduzidas medidas para reduzir a queda da população.
- Em 2006, a esperança de vida à nascença dos homens na Federação Russa era de pouco mais de 60 anos, em comparação com os homens chineses que tinham uma esperança de vida à nascença de 72,2 anos. As mulheres russas à nascença podiam esperar viver até uma idade média de 73,3 anos, em comparação com 75,8 anos para as mulheres na China. As taxas na Índia eram semelhantes às da Federação Russa, mas na Índia as vidas eram encurtadas mais frequentemente por razões diferentes. Para além das elevadas taxas de doenças não transmissíveis, os baixos padrões de vida, as más condições de habitação e de higiene significam que, na Índia, há uma maior prevalência de doenças transmissíveis, o que, além disso, é responsável por mais mortes. A esperança de vida dos homens na Rússia aumentou para 63,3 anos.
- A taxa de mortalidade por DCV e diabetes na Federação Russa e em todo o bloco da Europa Oriental continua a ser elevada, em comparação com a Europa Ocidental e a América do Norte e mesmo com grande parte da Ásia.
- Relatórios recentes mostram que, em 2014, se registou um aumento da esperança de vida global para 70,8 anos e uma diminuição da mortalidade por DCV para 653 por 100 000 habitantes (49,9% do total de mortes).
- As taxas de mortalidade por DCV diminuíram 30% entre 2003 (927/100.000) e 2014 (653/100.000).

Referências:

- Nichols M et al Cardiovascular disease in Europe 2014: epidemiological update European Heart Journal doi:10.1093/eurheartj/ehu299
- Rosstat 2013-15

17.3 O impacto da DCV na Rússia

- A DCV é a principal causa de morte prematura na Rússia. É uma causa importante de incapacidade e contribui substancialmente para o aumento dos custos dos cuidados de saúde.
- A diminuição da população já causou graves problemas a nível pessoal e familiar, aumentando o

stress, a depressão e o alcoolismo, criando mais viúvas e, consequentemente, desestabilizando as famílias e reduzindo o rendimento familiar.

- A nível nacional, as doenças cardiovasculares provocam um aumento dos custos médicos, uma redução da produtividade e das receitas fiscais, uma diminuição das poupanças, um aumento do absentismo no trabalho, um menor número de trabalhadores, potenciais disparidades regionais, um menor número de recrutas militares e um aumento dos riscos de potencial instabilidade.

Referência:

- Morrer demasiado jovem, Banco Mundial 15-16 2005

17.4 Fumar tabaco na Rússia

Embora a prevalência do tabagismo tenha vindo a diminuir em Inglaterra e no resto do mundo, até há pouco tempo a prevalência na Rússia tinha aumentado. Este aumento deveu-se ao aumento maciço do número de mulheres fumadoras durante a década, que passou de 12,6% em 1999/2000 para 21,7% em 2009.

Em comparação com o resto do mundo, existe atualmente uma pandemia de tabaco na Rússia. A Rússia tem uma das taxas de consumo de tabaco mais elevadas do mundo. Em 2009, 39,1% da população russa fumava; 63% dos homens e 30% das mulheres eram fumadores.

Os dados recentes de 2015 mostram uma redução de 17% do total de fumadores e uma descida da percentagem de fumadores do sexo masculino para 60%.

Comparativamente, os fumadores representam 21% da população em Inglaterra. Referências:

- Base de dados europeia "Saúde para todos", Gabinete Regional da OMS para a Europa. http://data.euro. who.int/hfabd 2012
- Ministério da Saúde e do Desenvolvimento Social da Federação Russa e Serviço Federal de Estatística do Estado (RosStat). Inquérito Mundial sobre o Tabaco em Adultos (GATS) Relatório nacional de 2009 da Federação Russa
- Rosstat 2013-15

- O consumo de tabaco é a terceira principal causa de morte prematura na Rússia e a esperança média de vida dos homens russos é inferior em mais de 10 anos à dos homens da Europa Ocidental.
- O tabagismo é responsável por 92% de todas as mortes por cancro do pulmão e por 27% de todas as mortes por doença cardiovascular. 330 000-400 000 russos morrem todos os anos de doenças relacionadas com o tabagismo. Mortes masculinas atribuídas ao tabagismo em 2009: Todas as causas 22%, Cancro do pulmão 92%, DPOC 73%, Vascular 27%.
- Apesar da elevada prevalência do tabagismo, os russos parecem estar bem informados sobre os riscos. 90% acreditam que fumar provoca doenças graves e uma percentagem elevada conhece as principais doenças causadas pelo tabaco. 60% dizem estar interessados em deixar de fumar, mas apenas 32% tentaram deixar de fumar no último ano e apenas 32% foram aconselhados a deixar de fumar por um profissional de saúde.

Referências:

- Gerasimenko N, Zaridze D, Sakharova G, eds. Health and Tobacco: Factos e Números. 2007
- Serviço Federal de Estatística do Estado. Esperança de vida à nascença. Moscovo, Rússia, 2008
- Peto R, Lopez A, et al. Mortalidade devida ao tabagismo nos países desenvolvidos 1950 - 2009. http://www.ctsu.ox.ac.uk/~tobacco/
- GATS Federação Russa 2009. Indicadores resumidos MPOWER
- Base de dados europeia "Saúde para todos", Gabinete Regional da OMS para a Europa, 2014. http://data.euro.who.int/hfabd

- Ministério da Saúde e do Desenvolvimento Social da Federação Russa e Serviço Federal de Estatística do Estado (RosStat). Global Adult Tobacco Survey (GATS) Relatório nacional de 2009 da Federação da Rússia.

17.4.1 Controlo do tabaco na Rússia

- A Convenção-Quadro da OMS para o Controlo do Tabaco (CQCT da OMS) foi adoptada em 2003 e assinada por 168 Estados. Foi ratificada em 2008 pela Federação Russa.
- Em junho de 2013, a Rússia introduziu medidas para restringir o consumo de tabaco nos locais de trabalho, em aviões, comboios e transportes municipais, bem como em escolas, hospitais, instituições culturais e edifícios governamentais, exigindo a criação de zonas especialmente designadas para fumadores e a criação de zonas para não fumadores em restaurantes e cafés.
- Propõe-se a proibição da publicidade e da promoção do tabaco, o aumento dos preços dos cigarros de 17 para 61 rublos por maço, a introdução de preços mínimos e a atribuição de poderes de controlo do tabaco aos governos regionais.
- Os programas e instalações de tratamento também beneficiariam de uma atualização, mas existe uma linha telefónica gratuita para deixar de fumar e apoio à cessação do tabagismo disponível em algumas clínicas de saúde e instalações de cuidados primários.

Referência:

- Controlo do tabaco na Federação Russa COP6 Ministério da Saúde Federação Russa 2014

17.5 Álcool na Rússia

- Segundo um relatório recente da OMS, os russos são o quarto maior consumidor de álcool do mundo, depois da Moldávia, da República Checa e da Hungria. 20% das mortes de homens e 6% das mortes de mulheres na Federação Russa estão ligadas ao álcool.
- O consumo de álcool na Rússia é quase o dobro do nível crítico estabelecido pela OMS.
- Na Rússia, o consumo médio de álcool foi registado em 18 litros de 40% de bebidas espirituosas por pessoa e por ano em 2009.
- A cardiomiopatia alcoólica constitui metade de todas as mortes por DCV do sexo feminino e um quarto das mortes por DCV do sexo masculino classificadas como alcoólicas no grupo etário dos 30-49 anos na Rússia.
- O consumo de substitutos baratos do álcool, como perfumes, detergentes ou produtos de limpeza industrial, e o consumo excessivo de álcool (zapoy) são problemas comuns na Rússia.
- Na sequência da introdução de novas leis e restrições, registou-se uma redução mensurável das vendas de álcool.

Referências:

- D Leon et al Hazardous alcohol drinking and premature mortality in Russia: a population based case-control study The Lancet, Volume 369, Número 9578, Páginas 2001 - 2009, 16 de junho de 2007
- Sidorenkov et al Mortalidade CV prematura e consumo de álcool antes da morte em Archangelsk Rússia Int Jr Epidem 10.1093/ije/dyr 145 2010

17.5.1 Leis de licenciamento do álcool na Rússia

Algumas alterações recentes na legislação russa deverão ter um impacto nas elevadas taxas de consumo de álcool. Estas alterações incluem: Restrição do consumo de álcool em alguns locais públicos, como parques, jardins, escadas e elevadores. A reclassificação da cerveja de refrigerante para bebida alcoólica em janeiro de 2013. Restrição dos horários de venda (por exemplo, em

Moscovo, o álcool não pode ser vendido entre as 22h00 e as 10h00). Restrição dos locais de venda. Leis de licenciamento para álcool importado. Restrições de idade. Aumento do imposto especial de consumo sobre a venda de álcool e regulação dos preços.

Quando forem plenamente aplicadas, estas medidas deverão reduzir significativamente o consumo de álcool na Rússia.

Referência:

- Loginov M Novas leis russas: não há hipótese de beber ou fumar Open Democracy março de 2013 https://www.opendemocracy.net/...russia/.../new-russian-laws

17.6 Dieta e Obesidade na Rússia

- Entre os adultos russos com idades compreendidas entre os 25 e os 64 anos, 48% dos homens e 52% das mulheres têm excesso de peso (IMC >25).
- Entre 2008 e 2010, a percentagem de moscovitas obesos aumentou de 17,3% para 38,2%. Prevê-se que, em 2020, 31% dos homens e 26% das mulheres sejam obesos.
- Em 2009, a Organização para a Cooperação e o Desenvolvimento Económico divulgou dados que revelam que pouco menos de metade dos adultos na Federação Russa têm um peso classificado como obeso.
- Tal como no Reino Unido, as taxas crescentes de obesidade, em todas as idades, associadas a uma dieta rica em gorduras e pobre em fibras, juntamente com um elevado consumo de álcool na Rússia, constituem um importante fator de risco para a manutenção de níveis elevados de DCV.
- Há uma grande variação regional na dieta e no consumo de álcool nas diferentes regiões da Rússia.
- Entre 2003 e 2005, foi efectuado na região dos Urais, na Rússia, um inquérito do programa CINDI (Countrywide Integrated Non-communicable Disease Intervention) sobre os hábitos alimentares e de consumo de álcool, utilizando uma amostra aleatória da população com idades compreendidas entre os 25 e os 64 anos. Este inquérito demonstrou que os hábitos alimentares e de consumo de álcool da população da região não eram tão saudáveis como poderiam ser. Os números sugerem que o consumo de muita gordura/bebida não é tão elevado como poderia ser. Os números sugerem que a dieta rica em gorduras e pobre em fibras, juntamente com um elevado consumo de álcool, pode muito bem estar a contribuir para as elevadas taxas de DCV na região.

Referências:

- Inquérito do programa CINDI (Countrywide Integrated Non-communicable Disease Intervention), realizado com uma amostra aleatória da população entre os 25 e os 64 anos, entre 2003 e 2005
- Entrevista à RIA Novosti Leonid Lobaznik Médico-chefe do Departamento de Saúde de Moscovo 2010
- Terceira série Lancet da OCDE sobre Doenças Crónicas - Federação Russa 2010
- Repositório de dados do Observatório Mundial da Saúde da OMS Nutrição, Atividade Física e Obesidade na Federação Russa 2013

17.7 Atividade física na Rússia

Estudos de inquérito mostraram que, em geral, os homens, as mulheres e as crianças russas não praticam suficiente atividade física nas suas rotinas semanais. Um inquérito realizado em cidades russas em 2001-2002 mostrou que apenas 6% dos russos participam regularmente em programas de fitness desportivo. 81% dos homens e 86% das mulheres com idades compreendidas entre os 25 e os 64 anos praticavam pouca atividade física durante o seu tempo livre.

Os rapazes e raparigas russos passam 28 horas por semana em actividades sedentárias. 70% dos

jovens russos cumprem os requisitos da diretriz 1 para a atividade física e <45% para a diretriz 2.
Referências:

- Potemkina RA, Glazunov IS, Kuznetsova OYu, Petrukhin IS, Frolova YeV, Kudina YeA, et al. Exame da propagação de factores de risco comportamentais entre a população de Moscovo, São Petersburgo e Tver através de interrogatório telefónico. Profilac Zabol Ukrep Zdor 2005; 3:3-15
- Petrukhin IS, Lunina EY. Cardiovascular disease risk factors and mortality in Russia: challenges and barriers (Factores de risco das doenças cardiovasculares e mortalidade na Rússia: desafios e barreiras). Public Health Reviews. 2011; 33: Epub
- Levin et al Patterns of physical activity among Russian youth Russian Longitudinal Monitoring Survey European Journal of Public Health 09/1999; 9(3).1999
- Goskomstat Comité Estatal de Estatística da Rússia 2002
- Desenvolvimento do Sistema de Vigilância dos Factores de Risco Comportamentais CINDI na Rússia em 2004

A Federação Russa ainda não elaborou as suas próprias orientações específicas, mas em 2009 foi incluído nos currículos escolares um plano de ação para a educação física.

17.8 Stress na Rússia

De acordo com o estudo Interheart, as condições psicossociais adversas estão indiscutivelmente associadas a um risco acrescido de enfarte do miocárdio e contribuem para 35% do risco atribuível à população na Rússia. Referências:

- Estudo inter-cardíaco Rosengren Lancet 2004; 364:953-962
- Pajak DCV na Europa Central e Oriental Revisões de Saúde Pública Vol 33 No 2 416-435 2012

17.9 Hipertensão na Rússia

- milhões de russos sofrem de tensão arterial elevada.
- A prevalência da hipertensão na Rússia é de 85,4 por 1000 habitantes, sendo a prevalência da hipertensão essencial de 75,7 por 1000 e a secundária de 9,6 por 1000.
- Existem variações regionais e étnicas consideráveis. Por exemplo, em Ufa, nos Montes Urais do Sudoeste, a prevalência é de 109,7 por 1000 habitantes.

Referência:

- Petrukhin IS, Lunina EY. Cardiovascular disease risk factors and mortality in Russia: challenges and barriers (Factores de risco das doenças cardiovasculares e mortalidade na Rússia: desafios e barreiras). Public Health Reviews. 2012; 33:436-49

17.10 Tratamento medicamentoso da hipertensão na Rússia As diretrizes nacionais russas para a hipertensão baseiam-se nas diretrizes da ESC (Sociedade Europeia de Cardiologia) e da ESH (Sociedade Europeia de Hipertensão) de 2007.

A hipertensão é classificada como Normal alta/Grau1/Grau2/Grau3 Referência:

- Karpov Novas diretrizes para a hipertensão na Rússia - uma prioridade do tratamento combinado Ter Arkh. 2012; 84(1):61-4. [Artigo em russo].

17.11 Colesterol na Rússia

Em 2008, na Rússia, 54 milhões de pessoas tinham níveis elevados de colesterol total (população total de 143 milhões). A proporção da população com níveis elevados de colesterol continua a ser elevada.

Durante o período de 1989-1997, os níveis de colesterol na Rússia encontravam-se entre os mais baixos da Europa.

Referência:

> Projeto Monica da OMS Variações geográficas nos principais factores de risco de doença coronária WHO Stat Q 41: 115 -40 2003

17.12 Diabetes na Rússia

A Rússia tem o quinto maior número de diabéticos do mundo. Pensa-se que 6% da população, 8 milhões de pessoas, sofre de diabetes. 90% destas pessoas têm diabetes de tipo 2. A prevalência da diabetes tipo 2 na Rússia é de 87,8 por 1000 habitantes. É possível que 50% dos casos não estejam diagnosticados. Vários factores de risco são altamente prevalecentes nas pessoas que não referem um diagnóstico de diabetes.

Referências:

➢ Diabetes na Rússia. Problemas e soluções 2008

➢ Inquérito nacional e sobre o bem-estar na Rússia 2011

Em resumo

- As causas de DCV e os factores de risco associados na Rússia espelham em grande medida as do resto do mundo.
- O decréscimo da população russa deve-se, em grande parte, à morte prematura de homens devido a doenças cardiovasculares.
- Os níveis de tabagismo e de consumo de álcool são dos mais elevados do mundo desenvolvido.
- Muitas pessoas na Federação Russa seguem uma dieta pouco saudável e fazem pouco exercício físico.
- A incidência de hipertensão e diabetes, diagnosticada e não diagnosticada, é elevada.
- No entanto, foram introduzidas medidas para contrariar muitos destes factores de risco e já se registaram melhorias significativas na morbilidade, mortalidade e esperança de vida.

CAPÍTULO 18

Apêndice B

18. Cardiologia básica

Pontos-chave

Caso nos tenhamos esquecido, recordemos brevemente a anatomia e a fisiologia cardíacas básicas.

18.1 O que são as doenças cardiovasculares?

As doenças cardiovasculares abrangem todas as doenças do coração e da circulação, incluindo as doenças coronárias (angina e enfarte do miocárdio), os acidentes vasculares cerebrais (AVC) e os ataques isquémicos transitórios (AIT).

As doenças cardiovasculares são doenças do coração e dos vasos sanguíneos causadas por ateromas. As placas de ateroma são pequenos depósitos de gordura que se desenvolvem na íntima das artérias. Uma mancha de ateroma (placa) estreita o lúmen da artéria e reduz o fluxo sanguíneo através da artéria. Por vezes, as placas podem romper-se, estimulando a formação de coágulos sanguíneos sobre o ateroma, causando uma maior obstrução que pode afetar criticamente o fornecimento de sangue a nível distal. Dependendo da localização da placa de ateroma, a apresentação clínica pode manifestar-se como ataque cardíaco, angina, acidente vascular cerebral ou doença vascular periférica.

Referência:

- Doenças cardiovasculares (DCV) da OMS Ficha informativa n.º 317 Actualizada em janeiro de 2015

18.2 A anatomia do coração

- O coração é uma bomba feita de músculo. Tem quatro câmaras (aurícula e ventrículo direitos, aurícula e ventrículo esquerdos). O lado direito recebe sangue desoxigenado da veia cava e bombeia-o para os pulmões (circulação pulmonar). O lado esquerdo recebe sangue oxigenado dos pulmões e bombeia-o para o resto do corpo (circulação sistémica).
- O músculo cardíaco, o miocárdio, é constituído por células musculares específicas, que possuem ligações eléctricas. Isto significa que, quando cada célula muscular se contrai, provoca uma onda de despolarização em todo o miocárdio.

Referência:

- Texas Heart Institute Anatomia normal do coração www.nlm.nih.gov/medlineplus/ency/imagepages/8672.htm

18.3 O ciclo cardíaco

- O ciclo cardíaco é constituído por duas fases: a sístole e a diástole.
- O ciclo começa quando as células marcadoras de ritmo do nódulo sino-atrial, situado na aurícula direita, despolarizam ritmicamente através das aurículas, provocando a sua contração. A despolarização chega ao nódulo átrio-ventricular. O nódulo atrioventricular provoca então uma despolarização rítmica no feixe de His, que se ramifica a partir da base dos ventrículos e se espalha pelo miocárdio.
- Os ventrículos contraem-se de baixo para cima, forçando o sangue através das válvulas para as artérias pulmonares e aorta ^M esta é a fase da Sístole.
- A fase de diástole ocorre quando o miocárdio está em repouso e os átrios se enchem de sangue ^M proveniente da veia cava ou da artéria pulmonar.

Referência:

- Conceitos de fisiologia cardiovascular Ciclo cardíaco http://www.cvphysiology. com/Heart% 20Disease/HD002.htm

18.4 A Circulação Coronária

Corona é uma palavra latina que significa coroa e descreve corretamente a vasculatura que fornece os tecidos cardíacos.

- O nome de cada artéria ou ramo é determinado pelo território distal fornecido pela artéria, e não pela sua origem.
- A artéria coronária direita (ACD) corre ao longo do sulco atrioventricular e supre grande parte da parede do ventrículo direito.
- Em 90% dos pacientes, a CD supre o ramo descendente posterior da artéria coronária, que supre a crux do coração (a junção das paredes das quatro câmaras).
- A artéria coronária direita forma ramos que irrigam grande parte dos átrios, bem como o nó sinusal.
- A artéria coronária esquerda (ACL) divide-se nas artérias descendente anterior esquerda (DAE) e circunflexa.
- A DAE corre no sulco interventricular, dividindo-se em ramos perfurantes do septo anterior. Ela também supre a parede ântero-lateral do ventrículo esquerdo. A artéria circunflexa corre ao longo do sulco atrioventricular e depois posteriormente para o aspeto posterior da cruz do coração.
- Apesar de se formarem anastomoses, uma obstrução significativa de um ramo principal conduzirá a uma lesão isquémica da parte do músculo que o ramo alimenta. O músculo cardíaco tem uma capacidade muito limitada de metabolismo anaeróbico, pelo que corre um risco particular de lesão isquémica.

Referência:

- Anatomia coronária e fluxo sanguíneo http://www.cvphysiology.com/Blood%20 Flow/ BF001.htm

CAPÍTULO 19

Apêndice C

19. Fisiopatologia da doença cardíaca isquémica

Para explorar a patologia que pode ocorrer no sistema cardiovascular e contextualizar cientificamente a doença, vamos recordar a teoria biomédica subjacente à DCV.
De seguida, analisaremos os órgãos que a DCV danifica e as consequências dessa lesão.

19.1 Aterosclerose

Isto pode ocorrer em toda a árvore vascular, incluindo: Artérias coronárias, à volta das válvulas cardíacas, na aorta, vasos sanguíneos cerebrais, vasos sanguíneos periféricos. Começa cedo na vida e progride de forma constante.
A aterosclerose (ateroma) é um processo de doença das artérias musculares de grande e médio porte. Existem várias caraterísticas no desenvolvimento da aterosclerose, incluindo a disfunção endotelial, a inflamação vascular e a acumulação de materiais como os lípidos, o colesterol e os depósitos de cálcio na íntima da parede do vaso.
Esta acumulação leva à formação de placas e à remodelação vascular, o que, por sua vez, resulta na obstrução luminal, em anomalias do fluxo sanguíneo e, eventualmente, na redução do fornecimento de oxigénio aos órgãos finais.
Referência:

- Peter Libby et al Progressos e desafios na tradução da biologia da aterosclerose Natureza 473.317 325 Fig 1 2011

19.1.1 Desenvolvimento da arteriosclerose

- O mecanismo da aterogénese permanece incompletamente compreendido. Parece haver uma interação multifatorial e complexa entre vários processos fisiopatológicos, incluindo a função vasomotora, a trombogenicidade da parede dos vasos sanguíneos, a inflamação celular, a cascata de coagulação e o sistema fibrinolítico.
- Atualmente, a teoria mais amplamente aceite é conhecida como a teoria da "resposta à lesão". A teoria da resposta à lesão propõe que a lesão endotelial causa inflamação vascular e uma resposta fibro-proliferativa. Os agentes causadores prováveis da lesão endotelial incluem as lipoproteínas de baixa densidade, o colesterol, as toxinas, incluindo as produzidas pelo tabaco, as infecções, a hiperglicemia e a hiper homocistinemia.
- Após este processo, os leucócitos circulantes penetram na íntima da parede do vaso e estes macrófagos actuam como células necrófagas, absorvendo o colesterol LDL e formando a célula espumosa típica da aterosclerose inicial.
- À medida que a acumulação de lípidos progride, e com a proliferação adicional de células musculares lisas, a faixa gordurosa pode transformar-se numa placa fibrosa. Em seguida, desenvolve-se uma capa fibrosa que cobre as células espumosas, as células lipídicas extracelulares e o núcleo necrótico. A progressão da placa leva ao estreitamento luminal e a anomalias no fluxo sanguíneo. A deterioração do fluxo sanguíneo ocorre quando o estreitamento luminal se torna superior a 50-70% do diâmetro do lúmen. Em caso de aumento das necessidades metabólicas e de oxigénio do órgão final, a diminuição do fluxo resulta em sintomas de fornecimento inadequado de sangue e de oxigenação.

- A rutura da placa ocorre devido ao enfraquecimento da capa fibrosa. A rutura de uma placa pode resultar na formação de trombos (que, por sua vez, podem levar a êmbolos). Em alternativa, a rutura pode levar à oclusão parcial ou total do vaso sanguíneo em que se encontra.
- As lesões da aterosclerose não se localizam de forma totalmente aleatória. As placas ateroscleróticas tendem a formar-se em regiões de ramificação e curvatura dos vasos. Estas localizações tendem a denotar locais de geometria irregular, bem como áreas onde o fluxo sanguíneo sofre uma alteração significativa da velocidade ou da direção do fluxo. Pensa-se que a turbulência que isto produz, para além da diminuição da tensão de cisalhamento, resulta na aterogénese nas artérias coronárias, em locais importantes da aorta torácica e abdominal e em grandes vasos condutores das pernas.

Referência:

- Peter Libby et al Progressos e desafios na tradução da biologia da aterosclerose Natureza 473.317 325 Fig 2 2011

19.1.2 Tempo de formação do ateroma

Stage 1	Age	0	No atheroma
Stage 2	Age	10-20	Fatty streaks in intima
Stage 3	Age	20-30	Formation fibrous plaques
Stage 4	Age	30-40	Calcification, haemorrhage, ulceration, thrombosis formation
Stages 5 & 6	Age	40-70	Infarct, Stroke, Gangrene, Aneurysm

- Existem 6 estádios ou tipos de lesões ateroscleróticas que normalmente demoram pelo menos 40 anos a desenvolver-se.
- As duas primeiras fases ocorrem na década de 1st a 2nd , as duas segundas fases desenvolvem-se a partir da década de 3rd e as duas últimas fases a partir da década de 4th .
- As primeiras estrias de gordura podem ser encontradas na aorta pouco depois do nascimento, e aparecem em número crescente em indivíduos entre os 8 e os 18 anos de idade.
- As lesões mais avançadas ou extensas desenvolvem-se quando se atinge a idade de 25 anos, e as lesões progridem em extensão e complexidade com o avançar da idade. As manifestações específicas de cada órgão aumentam com a idade até à década de 50th e 6th .
- As primeiras quatro fases estão intimamente relacionadas com a acumulação e o depósito de lípidos e, até à terceira fase, as formações ateroscleróticas podem ser silenciosas.
- As três últimas fases podem continuar a ser clinicamente silenciosas, mas podem tornar-se evidentes em qualquer fase ou momento.
- A inversão pode ser conseguida, e discutimos como isso pode ser feito ao longo do manual.

Referência:

- Conferência da AHA Atherosclerosis Vascular disease Pathophysiology Circulation 2004; 109: 2617-2625

19.1.3 Interação entre os factores de risco e a patogénese A aterosclerose (ateroma) está no centro de uma complexa teia e rede de condições metabólicas e circulatórias.

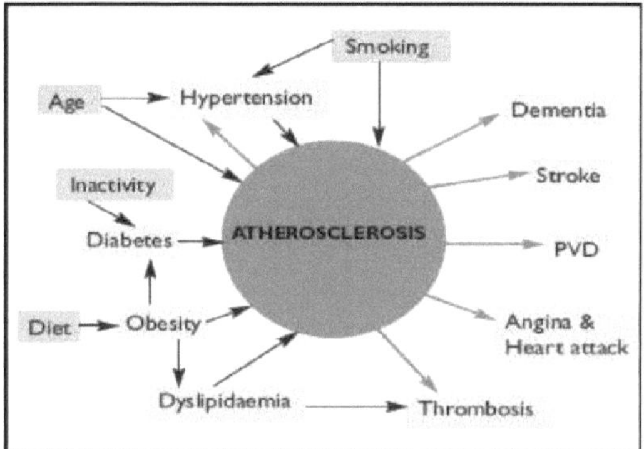

Os factores de risco - idade, tabagismo, inatividade, dieta e obesidade, dislipidemia, álcool e doença clínica - hipertensão, diabetes - desempenham todos um papel no desenvolvimento do ateroma. O ateroma tem um papel significativo no desenvolvimento da angina e do enfarte do miocárdio, do acidente vascular cerebral, da doença vascular periférica, da trombose e da demência. Existe uma interação contínua entre os factores de risco e a patogénese.

Ao longo deste manual, terá aprendido em pormenor os diferentes factores de risco para o desenvolvimento da aterosclerose e das doenças cardiovasculares.

Algumas doenças, como a hipertensão, actuam simultaneamente como causas e consequências do ateroma.

Referência:

- Boudi B et al Factores de risco para a doença arterial coronária emedicine.medscape. com/article/164163 2014

19.2 Hipertensão

- A hipertensão é diagnosticada quando uma pessoa tem uma PA >140/90 em pelo menos 3 ocasiões, registadas com 4 semanas de intervalo.
- A hipertensão é geralmente uma doença sem sintomas, o que torna difícil explicar ao doente que se trata de algo que merece atenção ou tratamento. No entanto, sabemos que a hipertensão acarreta riscos enormes e implicações graves para a saúde cardiovascular.
- O risco associado ao aumento da pressão arterial é contínuo, sendo que cada aumento de 2 mm Hg da pressão arterial sistólica está associado a um aumento de 7% do risco de mortalidade por doença cardíaca isquémica e a um aumento de 10% do risco de acidente vascular cerebral. Este risco acrescido é provocado pela carga hemodinâmica mais elevada, pelo aumento da resistência vascular e pela aterogénese que provoca lesões nos órgãos vitais, como o coração, o cérebro ou os rins.
- A hipertensão pode ser primária ^M por outras palavras, resultado de componentes genéticos e ambientais ^M ou secundária como resultado de condições particulares, por exemplo, doença renal, vasculite, condições endócrinas ou medicamentos específicos.
- Em geral, pensa-se que 50% da população mundial com mais de 60 anos sofre de hipertensão, o que significa que, globalmente, cerca de 20% da população adulta total do mundo é afetada.
- O facto de a lesão dos órgãos terminais resultar ou não da hipertensão depende, obviamente, da extensão (e da resposta ao tratamento) da hipertensão, mas também sabemos que existem

determinados factores que são independentes do controlo da pressão arterial - como a obesidade, a ingestão de sal, a composição genética - o que significa que alguns doentes com hipertensão bem controlada irão desenvolver lesões nos órgãos terminais e outros doentes com o mesmo controlo da hipertensão não.

- Devido à complexa inter-relação entre todos estes factores predisponentes, é difícil prever o tempo que a hipertensão não controlada levará a danificar os órgãos terminais, mas, de um modo geral, o prazo é de anos e não de meses. Referência:
  - Schmieder R End Organ Damage In Hypertension Dtsch Arztebl Int. 2010 December; 107(49): 866 873

19.3 Fim - Lesão de órgãos

19.3.1 O coração

19.3.2 Doença cardíaca coronária/isquémica

A aterosclerose provoca a formação de placas, oclusão luminal, remodelação vascular e fluxo sanguíneo anormal, resultando em Síndrome Coronária Aguda (SCA) ou Enfarte Agudo do Miocárdio (EAM).

Aproximadamente um terço das pessoas que sofrem um IAM nos EUA não sobreviverá a ele.

Os sobreviventes de um IAM têm um prognóstico ruim. A probabilidade de mortalidade e morbilidade é 1,5 a 15 vezes superior à da população normal. Nos EUA, até 25% dos homens e 38% das mulheres morrem no ano seguinte a um IAM. Além disso, 7% dos homens e 6% das mulheres morrem subitamente, 22% dos homens e 46% das mulheres ficam incapacitados com insuficiência cardíaca crónica, e 8% dos homens e 11% das mulheres sofrem um AVC. O prognóstico dos doentes com aterosclerose está dependente de um conjunto de variáveis, nomeadamente a presença de isquémia, arritmias, comprometimento da função ventricular esquerda, agressividade da redução do risco e cumprimento da medicação.

19.3.3 Insuficiência cardíaca

A insuficiência cardíaca pode resultar de lesões isquémicas no coração que levam a uma redução da função miocárdica, mas também existem muitas outras causas. Estas incluem, entre outras, hipertensão, arritmias, doenças da tiroide, álcool, cardiomiopatia e doença valvular.

A insuficiência cardíaca pode ser classificada em insuficiência ventricular esquerda ou disfunção diastólica - que no passado era designada por insuficiência cardíaca do lado direito e que pode ser mais difícil de identificar (uma vez que as alterações podem estar ausentes na ecocardiografia). O diagnóstico é efectuado através de uma combinação de sintomas e sinais e o exame de referência é o ecocardiograma. Atualmente, está disponível uma análise ao sangue denominada péptido pro-beta-naturético, que tem uma especificidade elevada e, se for negativa, exclui quase de certeza a probabilidade de insuficiência cardíaca. Existem vários

intervenções farmacológicas disponíveis que demonstraram melhorar as taxas de mortalidade dos doentes com insuficiência cardíaca.

Referências:

- Burke AP Pathophysiology of acute myocardial infarct Med Clin North Am. 2007 Jul; 91(4):553-72; ix
- Kemp CD A fisiopatologia da insuficiência cardíaca Cardiovasc Pathol. 2012 Set-Out; 21(5):365-71

19.3.4 O cérebro

19.3.5 Acidentes vasculares cerebrais ou AVC

Os acidentes vasculares cerebrais (AVC) são responsáveis por 33% das mortes anuais em todo o mundo e são a terceira principal causa de morte em muitos países ocidentais.

O equivalente da DCV no cérebro é conhecido como doença cerebrovascular. Os processos patológicos são os mesmos, nomeadamente a aterosclerose e a hipertensão, e podem levar a sequelas isquémicas ou hemorrágicas. A hipertensão arterial é o maior fator de risco para o AVC, mas os outros factores de risco de DCV, discutidos no manual, também desempenham um papel importante na causa do AVC.

Um acidente vascular cerebral (AVC) caracteriza-se por uma perda súbita de irrigação sanguínea numa parte do tecido cerebral, resultando numa perda correspondente da função neurológica. Esta perda de fornecimento de sangue pode ser causada por trombose, embolia ou hemorragia. Os dois primeiros são muito mais comuns do que os últimos ^M 80% são isquémicos em comparação com 20% hemorrágicos.

O Trial of Org 10172 in Acute Stroke Treatment (TOAST) dividiu o AVC isquémico em 3 categorias principais:

- Enfarte de grandes artérias, de natureza trombótica e causado por aterosclerose in situ nas artérias carótidas, vertebro-basilares ou cerebrais.
- Enfartes de pequenos vasos, conhecidos como lacunares.
- Cardio-embólico - quando um êmbolo do coração é transportado para a vasculatura cerebral e provoca um AVC. Esta é a causa mais comum de AVC recorrentes e representa 20% dos AVC agudos. Os factores de risco para estes AVC incluem fibrilhação auricular e cirurgia cardíaca recente. Têm também um prognóstico particularmente mau.

Embora tenha sido estabelecido que a hipertensão é o maior fator de risco para os acidentes vasculares cerebrais, os mecanismos que ligam os dois são complexos e multifacetados. Uma pressão intra-luminal elevada pode causar alterações e danos no endotélio e no músculo liso das artérias cerebrais. Isto pode, por sua vez, levar à formação de lesões trombóticas e isquémicas, pode resultar em edema localizado ou predispor a hemorragias intra-cerebrais. Além disso, como já foi referido, pode acelerar a formação de aterosclerose, tanto no interior do cérebro, aumentando o risco de desenvolvimento de estenoses e oclusões, como também nas artérias extracranianas, podendo resultar na formação de êmbolos que depois ocluem os vasos intracranianos.

19.3.6 Ataque Isquémico Transitório (AIT)

Um AIT ou[1] mini AVC ' é causado por uma interrupção temporária do fornecimento de sangue a uma parte do cérebro. No entanto, ao contrário de um AVC, os efeitos de um AIT duram apenas alguns minutos e, normalmente, ficam totalmente resolvidos em 24 horas.

Referência:

➢ Giraldo E Acidente Vascular Cerebral Isquémico Manual Merck 2015

19.3.7 Demência vascular

A demência vascular é a segunda forma mais comum de demência depois da doença de Alzheimer. Mais uma vez, há uma variedade de subtipos e causas - desde enfartes cerebrais múltiplos, a um único enfarte estratégico (que afecta uma área significativa do cérebro), até à demência vascular causada por lesões lacunares ou hemorrágicas. As lesões silenciosas podem também ser causadas por hipertensão e aterosclerose que conduzem a doenças dos pequenos vasos.

As lesões cerebrais nos hemisférios cerebrais brancos e nos núcleos cinzentos profundos estão associadas ao declínio cognitivo. É frequente as pessoas apresentarem uma mistura de demência

vascular e demência de Alzheimer. Clinicamente, o défice cognitivo progride lentamente ao longo do tempo. Quando associado a multi-infartos, a deterioração é tipicamente faseada.
Referência:

- Alagiakrishnan K Fisiopatologia da Demência Vascular Medscape 2015

19.3.8 Os rins

A doença renal crónica (DRC) é um problema de saúde crescente em todo o mundo, associado a custos elevados e a maus resultados. Provoca um aumento das mortes por doença cardiovascular - as pessoas com DRC têm 16 a 40 vezes mais probabilidades de morrer de doença cardiovascular do que de evoluir para insuficiência renal.

Muitas vezes, a doença renal crónica é clinicamente silenciosa, pelo que a vigilância por parte do médico é essencial para detetar os doentes que podem estar em risco. Se não for diagnosticada precocemente, o prognóstico da doença renal crónica é pior e a terapêutica de substituição renal (por exemplo, diálise) é dispendiosa e, quando os doentes atingem essa fase, a sua morbilidade e mortalidade aumentam substancialmente.

A nefropatia hipertensiva pode resultar em insuficiência renal crónica e é a principal causa de doença renal crónica em todo o mundo. É frequentemente silenciosa do ponto de vista clínico e ocorre geralmente após cerca de 15-20 anos de hipertensão.

Uma teoria afirma que o aumento da pressão glomerular leva a danos nos capilares glomerulares que podem eventualmente levar a uma glomeruloesclerose generalizada. Mais uma vez, os mesmos factores de risco que causam outras doenças vasculares do sistema estão implicados na doença renal - nomeadamente - hipertensão, tabagismo, hiperlipidemia e diabetes. É claro que existem muitas outras causas de doença renal crónica, mas não nos vamos debruçar sobre elas.

Os danos precoces podem ser detectados utilizando a taxa de filtração glomerular estimada (TFGe) como uma análise ao sangue e o rácio albumina/creatinina urinária como uma medida da microalbuminúria. A microalbuminúria é o resultado de alterações estruturais e funcionais transformacionais nos glomérulos.

O aumento da permeabilidade está também associado a todos os outros vasos na DCV. Isto significa que a presença de microalbuminúria (e a redução da TFGe) é preditiva de complicações da DCV, bem como do estado renal. Se for diagnosticada insuficiência renal, é necessário um controlo mais rigoroso da PA para reduzir danos adicionais.

A evidência mostra que a presença de microalbuminúria em pessoas com DCV estabelecida, diabetes ou hipertensão (mesmo sem diabetes) está associada a um risco relativo aumentado de mortalidade por todas as causas, enfartes do miocárdio e AVC.
Referência:

- Chaudry S Doença Renal Crónica (DRC) Lancet. 2012 Jan 14; 379 (9811):165-80.

19.4 Outros tipos de DCV

Existem outros tipos de DCV, menos comuns:

A doença arterial periférica está fortemente ligada à doença coronária, uma vez que ambas sofrem o mesmo processo fisiopatológico, nomeadamente a aterosclerose. Por conseguinte, requerem as mesmas avaliações, medidas preventivas e modalidades de tratamento. A doença arterial periférica ocorre quase tão frequentemente nas mulheres como nos homens, e o tabagismo parece estar ainda mais fortemente ligado a esta doença nas mulheres do que à doença coronária.

Aneurisma e dissecção da aorta - uma dilatação anormal da aorta que indica uma fraqueza na parede da artéria que pode romper-se (aneurisma), ou uma rutura nas camadas internas da parede da aorta que resulta numa fuga de sangue entre as camadas, forçando-as a separar-se (dissecção). Ambas têm um prognóstico muito mau e partilham factores de risco semelhantes com outras formas mais comuns de DCV.

Doença cardíaca congénita - as malformações podem ocorrer devido a anomalias genéticas ou à exposição prejudicial a drogas, álcool ou tabaco durante a gestação.

A doença cardíaca reumática - causada por bactérias estreptocócicas - já não é tão comum nos países ocidentalizados. É mais frequente em África e na Ásia.

Outras causas, como os tumores cardíacos, as valvulopatias, as cardiomiopatias e as alterações da íntima cardíaca podem causar DCV significativa, mas não são tão susceptíveis de modificação dos factores de risco, pelo que não são o foco do programa preventivo apresentado neste manual.

Referência:

- Tipos de doenças cardiovasculares - Organização Mundial de Saúde www.who.int/cardiovascular_diseases/en/cvd_atlas_01_types

Em resumo

- Descrevemos a fisiopatologia da formação do ateroma e da hipertensão.
- Explicámos o conceito de lesão dos órgãos terminais e como compreender quais e como são afectados os órgãos principais específicos.

CAPÍTULO 20

Apêndice D

20. Classificação de países do Banco Mundial

A partir de 1 de julho de 2015, as economias de baixo rendimento foram definidas como aquelas com um rendimento nacional bruto (RNB) per capita, calculado utilizando o método do Atlas do Banco Mundial, de 1 045 dólares ou menos em 2014; as economias de rendimento médio são aquelas com um RNB per capita superior a 1 045 dólares mas inferior a 12 736 dólares; as economias de rendimento elevado são aquelas com um RNB per capita de 12 736 dólares ou mais. As economias de rendimento médio-baixo e de rendimento médio-alto estão separadas por um RNB per capita de 4.125 dólares.

O Reino Unido é um país de elevado rendimento. A Rússia, anteriormente um país de rendimento médio superior, foi agora redefinida como uma economia de rendimento elevado.

Referência:

- http://data.worldbank.org/news/2015-country-classifications

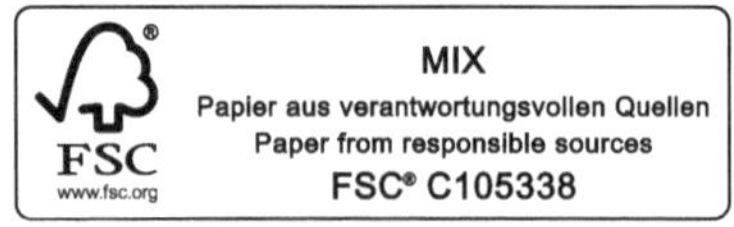

Printed by Books on Demand GmbH, Norderstedt / Germany